女科临证效验录

贺哲　马涵博　编著

贺子轩　执笔

U0284292

人民卫生出版社

·北京·

图书在版编目（CIP）数据

女科临证效验录 / 贺哲，马涵博编著. — 北京：
人民卫生出版社，2023.2
ISBN 978-7-117-34132-5

Ⅰ. ①女… Ⅱ. ①贺… ②马… Ⅲ. ①中医妇科学 –
中医临床 – 经验 – 中国 – 现代 Ⅳ. ①R271.1

中国版本图书馆 CIP 数据核字（2022）第 229380 号

人卫智网	www.ipmph.com	医学教育、学术、考试、健康，购书智慧智能综合服务平台
人卫官网	www.pmph.com	人卫官方资讯发布平台

女科临证效验录
Nüke Linzheng Xiaoyanlu

编　　著：贺　哲　马涵博
出版发行：人民卫生出版社（中继线 010-59780011）
地　　址：北京市朝阳区潘家园南里 19 号
邮　　编：100021
E - mail：pmph @ pmph.com
购书热线：010-59787592　010-59787584　010-65264830
印　　刷：北京汇林印务有限公司
经　　销：新华书店
开　　本：710×1000　1/16　印张：10　插页：2
字　　数：159 千字
版　　次：2023 年 2 月第 1 版
印　　次：2023 年 2 月第 1 次印刷
标准书号：ISBN 978-7-117-34132-5
定　　价：49.00 元

打击盗版举报电话：010-59787491　E-mail：WQ @ pmph.com
质量问题联系电话：010-59787234　E-mail：zhiliang @ pmph.com
数字融合服务电话：4001118166　E-mail：zengzhi @ pmph.com

贺哲简介

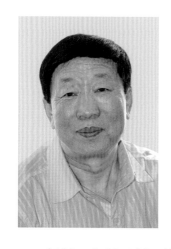

贺哲

贺哲，主任医师，博士研究生导师。1955 年生，陕西榆林人，贺氏中医第二代传人。1974 年考取陕西渭南中医学校，毕业后就职于榆林市榆阳区中医医院，后又于西安医学院继续深造。从 1980 年起先后在国内外医学杂志上发表论文 70 余篇，获国家级、省级优秀论文奖 30 余项，获国家发明专利 6 项。1997 年承担陕西省科技厅和陕西省计划委员会项目 2 项，承担市级科研项目 8 项。1992 年、1993 年先后获"陕西省优秀科技工作者""陕西省优秀科技青年"称号，1995 年获"陕西省跨世纪人才"称号，2016 年被评为榆林市学科带头人。1993—1994 年，受马六甲中央医院邀请，前往马来西亚工作，被授予"优秀外国医学科技专家"称号。根据个人临床用药经验研制的国家三类新药"复方遗尿冲剂"于 1995 年获联合国 TIPS 发明创新科技之星奖。熟读《黄帝内经》《伤寒论》《傅青主女科》等古典医籍，著有《医案验方集锦》《医案精选》《方药临证效验录》《女科临证效验录》四部专著。多年来，始终坚持以"学不博无以通其变，思不精无以烛其微"的信条为立身之本，刻苦勤学，以解患者之病痛。

序

我和贺哲先生的相交，缘于20世纪80年代初，我在庐山主持召开一个全国医学研讨会。与会期间，一个体型高大、身材略瘦、穿着白衬衣、打着领带的年轻人走向演讲台宣读论文，他操着浓浓的陕北口音，浑身上下透着诚实厚道，体现着陕北人特有的精神气质，给我留下了深刻的印象，他就是贺哲先生。从那以后，我俩常以师生身份书信往来，他敏而好学，经常向我请教问题，我一一答复。记得一次，他研究的国家三类新药"复方遗尿冲剂"，进行国内专家鉴定，我看了他提交的资料，从肺论治小儿遗尿，在治疗遗尿方面提出了新的学术观点，让人耳目一新。

贺哲先生是陕西省榆林市一代名医，悬壶济世四十余载，普济救人，名噪陕北各地；出国行医，弘扬国粹，深受国内外患者的高度赞扬。他勤奋努力、硕果累累，不仅精通医理，对医学的钻研态度也让人分外敬佩。所著《女科临证效验录》，邀我作序，所喜之余，我通读了原稿，觉得确实是临床实用之作。

本书第一大亮点是，其独到的学术观点，尤其是提出了乳房归属奇恒之腑新的理论观点，能很好地指导临床治疗乳房疾病。根据《黄帝内经》中"月生无泻，月满无补"的理论，贺哲先生认为，在治疗月经病的时候，时机的选择尤为重要。

本书第二个亮点是，列举了不少的经验方，如在医案医话中，列举用补多于利，利补并治的方法治疗子肿；用补气法治疗产后便秘，使浊失常变态自然消除；用四物汤加减治疗痛经；用活血化瘀法治疗经行癫狂；用五子衍宗丸加减治疗白崩症；用举元煎加味治疗胎漏等，内容详尽，新意频仍，理论与实践交融，读来颇令心乐。

本书第三个亮点是，在独到的经验基础上，把经、带、胎、产、杂病分为五大类，每个案例附有按语，并对疾病的病理、病机、病位加以分析，辨证准确，用药恰到好处，有理有

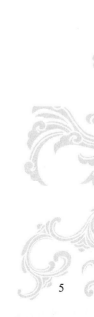

据、紧扣一体。例如书中曾用五苓散加减治疗产后癃闭，重用黄芪 30g，以助生化之源，使气化有权，膀胱则开阖有序，水道自能通利。

综上所述，贺哲先生所著此书，涵盖了其四十余年来主要学术成就、临床经验以及基础研究成果，期望能给中医学子和同行带来质朴厚重的知识美餐，可喜可贺，乐为之序。

李乾构

2022 年 3 月于北京

自序

生命如一条河，人生如一条路。我是这样走的。

1955年冬，我出生在陕北黄土高原一个书香门第之家。厚重的黄土地，奔腾的黄河水，哺育我成长，伴随我变老。这块土地让我懂得了生活、学习和奉献，更让我有了今天的收获，我的一生都要对她满怀崇敬、饱含眷恋。

1971年中学毕业后，响应毛主席的号召，我到一个偏远的陕北农村插队，接受贫下中农再教育。经过几年农村艰苦生活的锻炼，让我切身感受到陕北农村的贫穷和医疗条件的落后。几年的插队生活，使我和房东大婶结下了深厚感情，她像母亲一样照顾着我。房东大婶患有严重的胃病，经常反复发作，眼见她饱受病痛折磨，我心中实在不忍，便给当时在榆林市第二人民医院担任中医的叔父贺清义写了一封信请求帮助。依照我对房东大婶病情的描述，叔父很快就寄来了十剂中药，让她服用并观察病情，及时反馈情况。没想到经过叔父的精心调理，凭借简单的几味草药，两个月后，房东大婶的胃病竟然神奇地好了！身体好起来的大婶，整天乐呵呵的，既能下地劳动，又能料理家务，嘴里还不时哼着民歌小调。这件事对我触动很大，神奇的中草药激发了我的极大兴趣，从此带我走进了一个博大的医学世界。

1974年，凭着对医学的无限向往，加之从小受叔父的影响，耳濡目染，我如愿以偿地考入了陕西渭南中医学校。我横下一条心，立志毕生做一名出色的白衣战士，解救贫苦百姓病痛之苦。在校学习的那几年，我每天除了上课，早晚都在教室里苦读苦学，困了就嚼几口辣椒，熟记基础理论，精读四大经典，尤其喜爱《傅青主女科》这部医学经典著作。通过自己的勤奋学习，我掌握了一定的基础专业知识。

毕业后，我被分配回生我养我的陕北，就职于榆阳区中医医院，开展临床工作。经过几年的临床实践，我深感自身知识

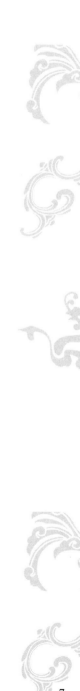

的不足。通过不懈努力，我于 1988 年考入了西安医学院临床医学专业深造。在这期间，我一边认真学习理论知识，一边总结叔父的临床经验，并结合自己的临床实践及误治、失治病例进行分析研究，总结规律，提升自我，我的临床治疗水平有了突飞猛进的提高。

在工作四十余年间，我利用业余时间开展临床理论研究，先后有 70 余篇学医心得、临床经验文章发表于国内外医学杂志；撰写了《医案验方集锦》《医案精选》《方药临证效验录》《女科临证效验录》四部专著。参加国内医学研讨会 20 余次，获国家优秀论文奖 16 项，获省、市级优秀论文奖 22 项，获国家发明专利 5 项，获省、市级科技成果进步奖 3 项。1992 年和 1993 年先后获"陕西省优秀科技工作者"和"陕西省优秀科技青年"荣誉称号，2016 年被评为榆林市学科带头人。

在临床工作中，偶然发现几种中药对遗尿病有明显治疗作用，我就将其选为目标进行专题研究。1982 年，《中国青年报》《家庭医生报》等报刊报道了我的事迹和对遗尿病治疗的研究成果，全国多地以及马来西亚、韩国、日本等国的患者纷纷来电来信，寻方要求治疗遗尿病。前后收到信件达 5000 余封，我都及时一一回复，并将药寄了出去，患者均反馈得到很好的治疗效果。为满足广大患者的需求，我对速效遗尿散进行了工艺设计，白天坐诊，晚上去药厂，利用空闲设备进行提取制粒。1997 年我的研究开始正式进入试验阶段，将试验药物送至西安医科大学（现西安交通大学）药学院进行基础试验。2009 年 10 月，试验终于趋于完成，药物更名为"复方遗尿冲剂"。经过对此药的 22 项检验，各项指标全部符合国家三类新药标准，经陕西省食品药品监督管理局复核，全部符合国家新药标准，并经西安医科大学查新咨询单位对上亿资料进行检测，得出结论：国内外没有相同的药物和制备工艺，属国内首创。1995 年，速效遗尿散（试验研究之后更名为复方遗尿冲剂）获联合国 TIPS 发明创新科技之星奖。

　　医学无国界，医者共仁心。1993 年 1 月，受马来西亚马六甲中央医院邀请，我开始了医疗援外工作。我白天在医院坐诊，晚上给马华医药学院（现马来西亚中医学院）的学生讲课，闲余时间还和马来西亚本国医生进行医学交流，将我的经验毫无保留地传授给他们。记得一位患者患脱肛，西医要手术治疗，但患者不同意，后来便找到我这位中国医生，我给他用大麻籽外贴百会穴，半个月就治愈了。根据马来西亚的医疗制度，我撰写了《马来西亚必须走中西医结合才是唯一出路》的文章，在吉隆坡医学大会上做演讲，得到国际同行们的认可。鉴于在工作中的出色表现，马来西亚政府授予我"优秀外国医学科技专家"称号。1994 年 12 月，我圆满完成任务，结束了在马来西亚的工作。后来，新加坡光华医院也邀请我去做学术交流，受到了新加坡同行们的赞赏。

　　2003 年，我加入陕西省榆林市广济堂医药科技有限责任公司国医馆，从此，以广济堂为家，每天患者围门，日就诊人数上百例。不忘初心，方得始终。四十余年的临床生涯，我把全部的心血和精力都奉献给了患者，奉献给了热爱的医学科研事业。我把工作当成一种享受，把奉献视为一种快乐，这就是我的人生价值观。现在，能把自己四十余年的临床经验整理出来，结集出版，为后来者提供一个参考，也了却自己一个心愿，深感欣慰。

　　老骥伏枥，壮心不已，夕阳灿烂，落日亦辉煌。

贺　哲

2022 年 3 月

前言

　　贺哲先生年少时，志怀高远，正逢上山下乡，历尽艰辛，深感百姓无医无药之疾苦，遂立志毕生秉承祖业，悬壶济世，除人间百疾。入读中医院校后，秉烛夜读，熟记基础，精读四大经典，更喜爱《傅青主女科》，手抄此书，熟记在心。毕业回到故里，以施救苍生病痛为己任，大医精诚为训言，怀揣医者父母心，拯救百姓之疾，贫富皆一视同仁。以三指诊之，同时注意吸取西医之精华。现先生已至耳顺之年，仍不辞辛劳，夜以继日，将多年来病案及研究成果起笔整理成册，以留后人参考应用。

　　本书由贺哲与弟子马涵博编著。本书为对先生多年来积累的原始资料进行细致筛选，分门别类加以整理编写而成。全书囊括贺哲先生重要的学术思想、医案医话及临床医案。所选病案分为经、带、胎、产、杂病五大类，每类都有概论，每案有辨证、治则、方药、按语等。书中使用统一中医病名，辨证与辨病相结合，特此进行说明。

　　本书在撰写过程中，得到首都国医名师李乾构老师指导并作序，冯光宏、高怀和、刘洪、苏李明、张榆生，以及陕西广济堂中西医结合医院院长陈国良先生给予大力支持，谨此感谢！

　　由于编者水平有限，书中难免有不妥之处，恳请读者批评指正，以便修订完善。

编者

2022 年 2 月 1 日

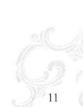

第一部分

学术思想

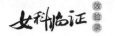

乳房应归属"奇恒之腑"

中医学文献早就有"乳房属胃""乳头属肝"的记载，但没有乳房归属之载。乳房形体中空，位于躯壳之外，由肌肉、经络组成，具有"收藏"与"排泄"乳汁的功能，是哺育婴幼儿的重要器官。笔者根据中医学脏腑学说分析，认为乳房定期"藏""泻"乳汁，类似奇恒之腑，提出乳房应归属"奇恒之腑"之学术思想，分析如下。

一、乳房的生理

1. **乳房与经络的关系**　从经络的分布来看，整个乳房外连肌筋，通过纵横交错的经脉，内通脏腑。循行乳房的经脉有：足阳明胃经行贯乳中，《灵枢·经脉》曰："胃足阳明之脉，……其直者：从缺盆下乳内廉"；笔者认为冲脉之经隶于阳明，联乳，《难经·二十七难》曰："冲脉者，起于气冲，并足阳明之经，夹脐上行，致胸中而散也"；《医宗金鉴》指出："乳房属胃"；《针灸甲乙经·五味所宜五脏生病大论》指出："胃者，五脏六腑之海也，水谷皆入于胃，五脏六腑皆禀气于胃"；足厥阴肝经，上布胸胁，绕乳头而行，故女子乳头属肝；又《素问·六节藏象论》："肝者生血气"；足少阴肾经，上贯肝膈而注胸中。同时手阳明大肠经、手少阴心经、手厥阴心包经、手少阳三焦经、手少阳之别、足少阳胆经、督脉、任脉、阴蹻脉、阴维脉亦与其有着直接和间接的联系，它们既沟通脏腑，又联系乳房，保证了乳房的气血供给，为乳房的功能活动提供了物质基础，使乳房与脏腑之间构成了一个有机的整体。

2. **乳房与脏腑的关系**　脾主运化，生气血，主肌肉，乳房又是脾之肌肉；胃主受纳，乳汁禀气于胃，藏之于乳内，依赖脾的不断化生来补充；肝主藏血，主疏泄，主筋，乳房又是肝之肌筋所组成。正因为有着脾、胃、肝与乳房的内外联系，才能体现出女子乳房属胃，乳头属肝，贮藏脾之气血生化之乳汁。但乳房体表血管肌筋表浅，同样也能反映出脾、胃、肝之盛衰。当气血充盈，乳房光滑丰满，排乳正常；若饮食不节，损伤脾胃，或肝气郁结，乳房得不到气血的充盈滋养，就会变得松软，乳汁减少，青筋暴露，甚至乳汁全无，萎缩下垂。通过上述理解认识，乳房不仅为"脾胃之外候"，而且为"排乳之腑"，与《医宗金鉴》"乳房属胃，脾主肌肉化生气血，充盈乳房，变化为乳汁"相吻合，但必须靠肝的疏泄，心的主宰，肺气的推动，肾精的转化，脾气的统摄，冲、任二脉的通盛，才能发挥其正常的生理作用，所以说生乳在脾胃，排乳在肝胆，调节在冲任。女子之所以乳房膨隆并能够排泄乳汁，是因为在生理上有着不同于男性的哺乳、妊娠、月经等特点。

二、乳房隶属于奇恒之腑的理解认识

笔者认为乳房不仅是脾胃之外候，也属奇恒之腑范畴。所谓奇恒之腑，就是不同于一般的传化之腑，乳房更有藏乳汁和排泄乳汁的功能特点。如怀孕前，乳房属于"脏而藏"的阶段，也就是怀孕前的准备阶段。当怀孕后，脾胃所化生的气血，在肝的疏泄作用下，逐步充盈乳房，使乳头、乳晕逐渐膨胀增大，这种异化也同样属于"脏而藏"的阶段，肝脾共同作用于乳房的这一阶段使乳房似"脏"，"藏精气而不泻"。当分娩后乳房开始排泄乳汁，新生儿获得了体外哺育食品，这个过程，体现了腑的作用，即"泻而不藏"。所以说孕前、孕后期间乳房似脏，藏精气而不泻，故满而不能实；分娩后乳房似腑，传化物而不藏，故实而不能满，既体现了"脏"的功能，又体现了"腑"的功能，并与"奇恒之腑"——胆的功能一致。胆的生理特点为非脏非腑，贮藏胆汁和排泄胆汁，助脾胃消化，靠肝的生化和不断补充。而"乳房"的功能也属非脏非腑，贮藏乳汁和排泄乳汁，靠脾胃不断化生和补充，变化为乳汁。二者发挥其各自的正常功能，都离不开肝的疏泄作用，但其功能只为排泄胆汁和乳汁，"胆"所表现的作用在体内，而乳房所表现的作用在体外。它们的功能比类于地的收藏生化万物，有"藏"有"泻"，其功能又与"五脏六腑"有所不同，通过考究认为，乳房定期"藏""泻"的这种特殊功能属于"奇恒之腑"较为恰当。

三、乳房疾病的病因病理与治则

通过理论指导临床，笔者深深体会到，乳房是通过经络与脏腑、气血、肌筋产生联系，因此乳房疾病的病因大都不外乎六淫、七情。如外邪侵袭，或饮食不振、情志抑郁、忧思恼怒、肝气郁结，或痰浊凝聚、胃热壅滞、阳络损伤，或冲任失调、肝肾不足、心脾两虚，或乳汁蓄积都可影响乳房"藏"与"泻"的正常生理功能。故治疗时，虚则宜补，实则宜泻，郁者宜达，结者宜散，坚者宜软，壅者宜通，佐以活血通络清热，从而保证乳房"藏"与"泻"的相对平衡。兹举临床验案一例如下：

杨××，女，25岁。1988年6月23日初诊：分娩后1个月，乳汁排泄正常，近2天因和爱人发生口角，默默不郁，时感两乳作胀，逐渐乳汁全无，甚至胀痛难忍，心烦，饮食不振，纳差，咽部有异物感，舌质淡红，苔白，脉沉弦细。证属情志不畅，肝气郁结，克伐脾土，脉络不通，阻滞乳窍。宜疏肝理气，通络下乳为先。药用柴胡6g，杭芍、路路通各12g，当归、郁金、王不留行、皂角刺、穿山甲各10g。3剂，日一剂，分2次服。复诊：服药后患者精神好转，乳房胀痛减轻，乳汁开始排泄，但量少，守法守方再进6剂，乳房胀痛消失，乳汁排泄畅通，配逍遥丸巩固疗效。

按语：分娩后，乳汁开始排泄，哺育婴儿，表现了乳房似"腑"泻而不藏的功能，但泻的表现为乳汁，又来源于乳房似"脏"的"藏"，故满而不能实的生理状态。乳房有了"藏"，才能有"泻"的外在乳汁，如不"藏"则何以来"泻"？这就是乳房非脏非腑的奇特作用。由于在病理上，肝气郁结，脉络闭塞而致"该泻不泻"，引起乳汁壅塞，不致外泄，故在治疗上疏其肝，解其郁，通其络，排其乳，使乳房发挥正常的排乳作用，即"泻"的作用。

月经与月相的关系考证

《黄帝内经》体现了"天人相应"的学术观点。《灵枢·岁露论》曰："人与天地相参也，也与日月相应也。"从原始社会的进行过程中，人受机体、脏腑、气血、经络与天地四时气候的影响，与自然界客观环境的变化相适应而生存，从而与自然界确立了天人相应的关系。《素问·阴阳应象大论》说："太阳属阳、月亮属阴、男子属阳、女子属阴。"太阳影响人体内属阳的物质，如气、腑、督脉等，月亮阴气对人体影响也最为明显，特别是女子月经。明代李时珍说："女子，阴类也，以血为主。其血上应太阴，下应海潮。月有盈亏，海有潮汐，与之相符，故谓之月水、月信、月经。"现代医学也认识到这一点。美国科学家认为：月亮对占人体80%的体液的影响，是因为其化学成分与海水相似的缘故。西德·比宁在《生物钟》一书中说："月光显然地控制了内生太阴节奏的周相。"他认为干扰了周相关系，就可能使人发生疾病。

受此启发，笔者通过这几年对月亮、月经的观察，认为自然界的月亮环绕地球周期是295.3日，而女性的月经周期平均刚好为29.5日。因此，不论体力、气候、情绪等方面的原因，都会影响女性的生物节奏，使月经周期发生变化，从而引起各种月经疾病。根据《黄帝内经》，结合现代的时间医学和气象医学，笔者在5年内，观察了620名女性的正常月经与月相的关系，发现以新月前后月经来潮的人最多。因此，笔者认为在新月期间与月水来潮相吻合，希望能为今后治疗月经病提供新的治疗思路。

笔者根据《黄帝内经》"月生无泻，月满无补"的治疗原则，治疗了38例肾虚型闭经的患者。在月相由虚渐盈时，用滋肾养血之法。人与自然是息息相关的，因而顺其自然，颐养保健，是人类健康长寿的方法之一，同时在发病期间结合自然界"天人相应"的理论，在治疗月经病时，能收到一定的疗效。

四物汤加减治疗痛经

胞脉之血，每月一行，除旧生新，虚实更替，维持着月事以时下之正常生理功能。若机体功能低下，内伤七情，外感六淫之邪，致气血运行不畅，胞脉受阻，涩滞凝结，积而成瘀，产生腹痛。因而在论治时，根据中医学"通则不痛，气血和调""痛则不通，气血凝滞"的理论，结合笔者实践体会，根据女性行经期间或行经前后腹部疼痛的性质，结合体征，进行辨证，确定证型，采用调血佐以通经，虚者补血助以通经，寒者活血温之助以通经，热者凉血助以通经，实者破血通经的治疗方法，用四物汤加减养血和血。加鸡血藤、红参、何首乌补气养血，使血脉得畅，胞脉得养，腹痛自止；配桂枝、延胡索、三棱、莪术、小茴香直入血分，活血破血，温经散寒，使瘀破寒散病自退；又以生地、丹参、山茱萸、栀子滋阴凉血，使热清血凉，瘀血自消；再以三棱、莪术、香附、柴胡、川楝子行气散结，调肝理气，使瘀破郁散，疼痛自止。以上根据痛经的成因，辨证加减，方能使瘀祛新生，气血通畅，从而达到胞脉得养，疼痛自愈的目的。

典型案例：

1. 杨××，女，32岁，干部，榆林市榆阳区人，1983年9月16日初诊。婚后5年未孕，每逢经行小腹绵绵作痛，曾在当地医院治疗，服中药治疗，疼痛不能缓解，故来我院门诊检查。刻诊月经正值来潮，小腹疼痛下坠，按之痛减，经色淡、质清稀，量不多，伴有气短懒言，浑身无力，面色㿠白，舌质淡苔白，脉沉细弱。证属气血虚弱，血流不畅，滞涩成瘀。方用四物汤加鸡血藤、红参、制何首乌。于经前7天煎服，连服7剂，月经来潮，疼痛减轻，共治疗3个月，经行时再未疼痛。

2. 许××，女，34岁，无业，榆林市榆阳区人，1986年7月1日初诊。半年前患者与他人发生口角，继而郁闷善怒，乳房作胀，胸胁胀满，每次经前小腹胀痛，经来量或多或少，血色紫暗有块，块下后疼痛缓解，舌质紫暗，脉弦。证属肝郁气滞，气随血结，凝结成瘀。方用四物汤加香附、柴胡、川楝子、三棱、莪术。服药3剂后，月经来潮，排出大量紫色血块，小腹胀痛已减，下月月经来前7天，再投3剂，后改为逍遥丸巩固疗效，至今月经期间再未腹痛。

3. 高××，女，23岁，未婚，工人，榆林市榆阳区人，1985年3月2日初诊。患者自述18岁月经初潮，每次月经来前3天，腹部疼痛拒按，曾在当地医院治疗，口服中西药不效。刻诊经来前3天，腹部冷痛，翻滚拘急，恶心呕吐，面色㿠白，舌淡苔白，脉沉迟。证属寒凝胞脉，气血瘀滞。方用四物汤加三棱、莪术、桂枝、小茴香、延胡索。服药1剂，疼痛减轻，2剂后疼痛消失，此次为月经来潮前，继服3剂，共治疗3个月，病愈，再未复发。

4. 张××，女，16岁，学生，榆林市榆阳区人，1986年7月8日初诊。患者自述14岁月经来潮，小腹灼热疼痛，每次月经提前，断断续续，经色暗红，质稠有块，量不多，心烦，午后手足心灼热，面色潮红，夜间做梦，舌红少苔，脉细数。证属阴虚血热，煎熬成瘀。方用四物汤加用生地、栀子、山茱萸共煎服。服用18剂后，午后手足心热、面色潮红等症状消失。此次月经来潮时，未发生疼痛，再续 3 剂，以巩固疗效，追访至今，再未复发。

乳病证治

乳房通过经络联系于脏腑、气血、肌筋，因此如外邪侵袭，或情志抑郁忧思恼怒，肝气郁结，或痰浊凝聚，或胃热壅滞，或阳络损伤，或冲任失调，或肝肾不足，或心脾两虚或乳汁蓄积等都可影响乳房的生理功能而发生乳络闭塞，气血运行不畅发生乳病。现将乳病的证治分述如下：

一、情志内伤，肝郁气滞

证候特点：乳房胀痛或刺痛，伴胸闷心烦，口苦咽干，情志不畅则加重，舌淡或暗，苔白，脉弦。临床多见于乳痈、乳痛、乳疬、乳癖、乳痨、乳衄、乳岩、乳头破碎等。

治法：疏肝解郁。

基础方剂：逍遥散加减。

1. **乳痈**　乳房红肿、胀痛。加金银花、皂角刺、蒲公英、瓜蒌、青皮。

2. **乳痛**　触之坚硬疼痛甚者。加王不留行、穿山甲、延胡索。

3. **乳疬**　乳晕中央生肿块，呈扁圆形，质地中度坚硬，稍有疼痛。加丝瓜络、青皮、土贝母、昆布。

4. **乳癖**　乳中结块，质地不硬，边界不清，表面光滑，推之可移，随情绪好坏而消长。加青皮、王不留行、土贝母、三棱、莪术、牡蛎、红药子。

5. **乳衄**　乳头持续或间歇性溢血，行经期溢血增多。加牡丹皮、生地、茜草炭、藕节炭。

6. **乳岩**　乳内肿块，质地坚硬，表面高低不平，边界不清。加昆布、海藻、青皮、牡丹皮、土贝母、红药子。

7. **乳头破碎**　疼痛剧烈，哺乳尤甚，局部出血，日久不愈。基础方内服，青黛膏外涂。

二、肝肾两虚，冲任失调

证候特点： 乳房结块，界限尚清或不清，隐痛。伴头昏、腰酸，月经不调，或经期少腹坠痛，每遇行经则加重，舌淡苔薄白，脉弦细。临床多见于乳癖（小叶增生）、乳疬。

治法： 补益肝肾，调理冲任。

基础方剂： 四物汤合左归饮加减。

1. **乳癖** 乳中结块，界限尚清。加牡蛎、昆布、海藻、土贝母。

2. **乳疬** 乳中肿块，呈扁圆形，质地不硬，稍有疼痛。加丝瓜络、土贝母、昆布、路路通。

三、肺肾阴虚，肝气郁滞

证候特点： 乳房结块，抽搐或隐痛，生长缓慢，日久溃烂，溢液清稀，创面难收；或乳房无块，但见乳窍溢血。临床多见于乳痨、乳衄。

治法： 滋补肺肾，疏肝解郁，凉血止血。

基础方剂： 百合固金汤合六味地黄汤加减。

1. **乳痨** 乳中有块，硬而不痛，推之可移，肿块逐渐增大与皮肤粘连，午后烦热，盗汗，舌红少苔，脉细数。加丹参、王不留行、路路通、昆布。

2. **乳漏** 溢乳不止，日久不易收口，伴有午后潮热，颧红，舌红少苔，脉细数。加芡实、生牡蛎。

3. **乳衄** 乳头溢鲜红色液体，伴有头昏耳鸣，午后烦热。加茜草炭、侧柏炭。

四、肝胃不和，湿热蕴结

证候特点： 乳房初起结块质硬，继而红肿热痛，块中软，按之应指。伴发热恶寒，周身不适，不思饮食，乳汁排出不畅，舌边尖红，苔薄腻或黄腻；脉弦滑数。临床多见于乳痈、乳疽。

治法： 调和肝胃，通乳散结，清热解毒，祛湿排脓。

基础方剂： 龙胆泻肝汤合草蔻二陈汤。

1. **乳痈** 乳房胀痛，胃脘不适，口苦咽干，小便短赤，苔黄腻，脉弦滑数。加金银花、连翘、蒲公英、皂角刺、王不留行。

2. **乳疳** 乳中肿块，坚硬微痛，皮色不变，渐渐肿大，形寒身热。加王不留行、路路通。

五、肝脾两虚

证候特点： 乳房结块，皮色如常，质硬、无痛。伴体倦无力，口淡无味，舌淡体胖，苔白腻，脉弦缓。临床多见于乳癖（乳房纤维瘤）。

治法： 疏肝健脾，化痰软坚。

基础方剂： 逍遥散合二陈汤。酌加王不留行、土贝母、三棱、莪术、牡蛎、丝瓜络。

以上五个治疗方面应以肝郁气滞为核心，气滞血凝为基础。无论虚实新久，温凉攻补各方都应加理气疏络之品，使其乳络疏通，壅者易通，郁者易达，结者易散，坚者易软。同时必须重视随诊，如肿块变硬，应警惕变异可能。

第二部分

医案医话

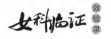

经后舌裂治验

刘××，女，36岁，农民，榆林市榆阳区刘官寨人，2003年11月2日初诊。婚后年余，经汛后期，量少色鲜。迄今已月余未来潮。腰背酸痛，两手背冻疮成片，痛痒难忍。察其舌，质淡红，中有裂纹二条，状如幼蚕，诊脉细小。辨证为气虚血少，肝肾两亏，冲任不和，宜以益气养血，补肾调冲。药用：柏子仁10g，当归12g，鸡血藤30g，续断、淫羊藿各12g，熟地20g，炙黄芪、党参各10g，炙甘草5g，枸杞子10g，怀山药12g，炒白术10g。上方服7剂后复诊：舌中裂缝大消，而经水依然未行，手背冻疮稍瘥，舌脉如前。效不更方，原方续服7剂，于12月20日三诊：经停2个月未来潮，时感腰酸，舌裂已愈十分之九，质淡红，脉细弦，为气血渐复，经行之兆，再宗原意。药用：柏子仁10g，当归12g，鸡血藤30g，续断、淫羊藿各12g，熟地20g，炙黄芪12g，党参、炒白术各10g，枸杞子12g，川牛膝10g，怀山药、茺蔚子各12g，瞿麦15g，炙甘草5g，泽兰15g。服5剂后，经水来潮，经量中等色鲜，3天净，舌中裂纹痊愈。两手冻疮尚未痊愈，舌淡红，脉细，继以益气养血少佐活血。药用：当归15g，鸡血藤30g，川芎、赤芍、炙黄芪、党参、炒白术各10g，熟地15g，柏子仁10g，续断、淫羊藿各12g，枸杞子12g，川牛膝10g，怀山药、茺蔚子各12g，瞿麦15g，炙甘草5g，泽兰15g。服7剂后经汛已趋正常，不久怀孕，于2004年11月顺产一子。舌裂、冻疮在治疗后均未再现。

| 医者的话 |

患者本以停经求诊，偶见舌中裂缝二条，状如幼蚕，长约3cm，缝深可盛粒米，询及舌裂已有年余，进食时无论冷、热均感刺痛。笔者细审证脉，当属气血两亏之候，故投上方调养冲脉后，舌裂大瘥，冻疮得平，痛痒亦减。至四诊时，以原方少投活血之川芎、赤芍，月经随之来潮。

乳衄治验

康××，女，54岁，榆林市佳县人，农民，2005年7月初诊。右侧乳头渗血2个月，曾于某肿瘤医院检查，未发现恶性病变，劝其尽早手术治疗，以防微杜渐，患者畏之，试服中药治疗，多方求医无效。乳头溢血色泽淡红，日渐增多，浸渍内衣，斑斑血迹，恐有恶变之虞，患者惊恐不安，现症见乳头渗溢黄水，偶溢血液，近日逐渐增多，质稠味秽，右臂乏力，口干苦，小便黄，大便燥，无其他不适。患乳无红肿，扪之无块，触之不痛，苔黄，形体丰腴，面呈愁容，切脉弦数。又问："平素性情如何，经水断否？"患者诉其经水已断10年，生产后形体渐胖，平日性情抑郁多虑，心胸狭窄，遇事性情急躁，处以龙胆草3g，焦栀子9g，柴胡3g，黄芩6g，生地15g，当归9g，茯苓12g，赤白芍各9g，茜草9g为方，嘱服3剂继来复诊。3日后，患者欣喜而至，谓其乳头溢血大减，颜色变淡，已见显效。予原方加焦麦芽、煅牡蛎各30g，再服3剂。

｜医者的话｜

《疡医大全》云："乳衄乃忧思过度，肝脾受伤，肝不藏血，脾不统血，肝火亢盛，血失统藏，所以成衄也。"乳头，乳房属肝脾二经，患者平素忧思郁结，气郁伤肝，思虑伤脾，郁火内结，肝脾失其统藏之职，故血循经外溢而为乳衄。至于其治疗，乃取龙胆泻肝汤损益为法，龙胆、柴胡泻肝解郁，栀子、黄芩清热除烦，芍药、茜草活血止血，茯苓调脾，当归、生地养血柔肝。诸药伍合，共奏泻肝调脾、活血止血之功。又隔3日，病家至，谓其乳渗血液已除，但仍溢少许黄水，原方加焦麦芽、煅牡蛎各30g。焦麦芽甘温入脾，有回缩乳汁之效，以回缩乳头渗液。煅牡蛎咸平，入肝肾二经，滋阴潜阳而固涩妄行之溢血也。药投3剂而愈。随访数月，未再复作。

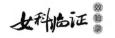

经来咳血治验

吕××，女，31岁，榆林市榆阳区人，干部，2015年6月30日初诊。行经咳血6个月。6个月前曾患上呼吸道感染，愈后出现经行时伴有咳血，月经停止后咳血即止。以后每次月经来潮时都伴咳血，量大约2～3ml，颜色鲜红，带少量痰液。咳血后自觉心慌气短，失眠多梦，胸部不适，纳差乏力，五心灼热，二便正常。月经周期提前5天，量中等，行经3～5天，色红无块，质黏稠，白带少许。胸部X线检查未见异常，血常规、血小板、凝血功能、心电图均正常，舌红、苔薄黄，左脉弦细，右脉细数。诊为行经咳血（阴虚肺燥）。处方：当归、白茅根各20g，熟地、白芍、北沙参、云茯苓、麦冬、炒黄芩各15g，炒荆芥穗、牡丹皮各10g。上方连服3剂，咳血已止，五心灼热减轻，余症均好转。守方去白茅根加甘草10g，追访咳血未有复发，行经正常。

| 医者的话 |

行经吐血、衄血古书记载较多，又称"逆经""倒经"。而今行经咳血，虽出血有差异，但病机基本同理，《素问·至真要大论》云："诸逆冲上，皆属于火。"患者素体阴亏，复因思虑，积念在心，营阴暗耗，心火偏亢，经期之时，血海满盈，冲脉气盛上逆，载血上行，灼肺伤津，损伤肺络。《医学心悟·妇人门》云："经水遵转则失其顺常"，故行经咳血。方中麦冬、沙参养阴润肺；茯苓健脾益肺；当归、熟地、白芍养血调经；牡丹皮、炒荆芥穗、白茅根、黄芩养阴清热，凉血止血。阴液足，火可清。肺燥出，血自止。

子肿治验

高××，女，31岁，农民，榆林市榆阳区人。2012年4月5日初诊。怀孕7月余，1个月前两下肢浮肿，近日膝上及颜面亦浮肿，下肢肿处皮薄光亮，活动沉重，口淡食少，气短神乏，舌淡苔薄，脉细。查血压110/78mmHg。辨证为气虚水泛，溢于肌肤，治宜益气健脾行水，拟全生白术散加减。处方：炒白术15g，炒党参18g，黄芪15g，云茯苓12g，炒扁豆15g，大腹皮9g，陈皮6g，生姜皮3g。药进5剂，肿消症平，续予原方8剂，诸症悉退。后足月顺产一女婴。

| 医者的话 |

本例妊娠期水肿，乃由脾虚不能输布水液，客于肌肤所生。此案用药补多于利，利补兼施。若用补而不用利，可引起中满湿盛；用利而不用补，虽水肿暂消，然日后将因脾土受克，水肿再起而功亏一篑。妊娠水肿病若伴有头晕目眩、胸闷、血压升高、蛋白尿者，应注意子气、子眩、子烦、子痫的发生。

血崩治验

任××，女，63岁，榆林市靖边人，2013年3月5日初诊。患者绝经已15年，3天前突然阴道大出血，经当地诊治无效，患者面色萎黄，两颧发赤，头昏眼花，腰腹痛，阴道有灼热感，出血量多，血色暗红，有小紫块，少腹痛血块即下。平素白带多，黄稠臭秽，脉弦细数，舌红紫苔薄。诊断为血崩。证属虚火崩漏兼血瘀。治以滋水清火止崩汤加味：生地、山药、白茅根各30g，女贞子、墨旱莲、白芍各20g，地锦草、地榆、海螵蛸各15g，山茱萸、知母、黄柏、牡丹皮、茜草、血余炭各10g，7剂，水煎服。3月27日二诊：血崩已止，腰腹痛减，余症同前，拟芍药地黄汤3剂。继服归脾汤，地黄汤调治2个月痊愈。随访半年未见复发。

| 医者的话 |

老妇多肾气衰，天癸已竭，本无经血可下。若肾阴亏损，则水不涵木，以致肝阴不足，肝阳偏亢，致使肝失藏血之职，或肾

阴虚损，水不济火，心火亢盛，以致血热妄行，均可扰动冲任，致冲任不固，而致虚火崩漏。正如《素问·阴阳别论》曰："阴虚阳搏，谓之崩。"由此可见，阴虚是"本"，火热是"标"。故治当以滋阴为主，以治其本，佐清热之品，以治其标。《傅青主女科》曰："不用补阴之药，则虚火易于冲击，恐随止随发。"自拟滋水清火止崩汤。生地、山茱萸、山药、女贞子、墨旱莲滋补肾水（肝阴），取"壮水之主"之意。以知母、牡丹皮、黄柏、白茅根清泻虚火，而保真阴。配白芍养血敛阴，地锦草、地榆、茜草、血余炭寓止血于活血之中，对虚火崩漏有"澄源"之效。

补气法治疗产后便秘

张××，女，29岁，榆林市榆阳区苏庄则人，2012年初诊。产后便秘，迭经甘寒润肠，散寒软坚，7个月来服药则便通，停药则便秘，旬日至半月一更衣，患者面白无华，两颊虚浮，心悸怔忡，少寐多梦，头目眩晕，视物模糊，周身疲软，足不任身，言语无力，临便努挣汗出，便后衰惫。脉濡细，舌淡、边有齿痕、苔薄白。证属产后气血双亏。处方：潞党参20g，生黄芪15g，怀山药15g，冬白术9g，炙甘草3g，当归身9g，火麻仁10g，陈皮6g，炙升麻3g，大红枣5枚，5剂。服药后大便每隔日一次，少腹仍无所苦，渐思纳食，神情稍振。自诉反觉腰酸，前方加龟鹿二仙胶12g（溶化冲服），5剂。三诊时大便1~2日一行，且能稍涉家务劳动，仍服上方5剂。四诊时主诉除偶见眩晕外，别无任何不适。予丸方以作善后之计：晨进补中益气丸9g，热粥汤送服；午进十全大补丸9g，白蜜60g，开水调服；暮进金匮肾气丸6g，淡盐汤送服。1个月后大便1~2日一行，无自觉不适，嘱令每晚服十全大补丸9g，白蜜30g，开水调服。4周后停药，经随访半年，一切正常。

| 医者的话 |

临产失血，血虚肠液有亏，无以滋润大肠，肠道干涩，遂致产后大便难以畅行，多次投滋阴润肠软坚之剂，服药期间虽有效验，然每值停药则故恙依旧，可见用药尚未中的。查患者有面色㿠白、神情倦怠、胃呆少纳、脉象濡细、便后四肢疲软、语言无力等一派气弱之象，治宜气血双调，尤以益气为主。本方中用升麻升中州清气，麻仁降中州浊气，清升而浊降，则一切清浊失常自然消除。

输卵管粘连、堵塞诊治经验

（一）内治法

根据中医辨证分为五型进行治疗。

1. **气滞血瘀型** 月经先后不定期，经行不畅，经色紫暗夹血块，经行少腹胀痛拒按，两乳胀满，心烦易怒，头痛目胀，精神抑郁，舌质和舌苔正常或舌有瘀斑或舌质紫暗，脉细弦。经妇科检查时往往可以发现双侧附件增厚伴压痛，后穹窿有时可触及结节，治法一般用行气活血，化瘀通络法，常用药物有当归、鸡血藤、柴胡、白术、牡丹皮、香附、白芍、泽兰、乌药、木香、橘叶、苏木、穿山甲、路路通等。

2. **寒湿瘀滞型** 月经多为后期，经行量少，色偏暗夹血块，带下色白而清稀，形寒肢冷，少腹冷痛坠胀，得温则舒，小便清长，时便溏，舌淡苔白腻，脉沉细或沉迟无力，妇科检查一般无异常发现。治疗拟用温经散寒，活血通络法，常用药物有鸡血藤、当归、附子、肉桂、菟丝子、淫羊藿、锁阳、紫石英、香附、三棱、莪术、炮姜等。

3. **痰湿瘀滞型** 经行量少，甚则经闭，平素带下较多且稠厚，形体肥胖，性欲淡漠，头重体倦，面目浮肿，苔白腻或黄腻，脉滑。妇科检查有时可扪及双侧卵巢，治疗多采用化痰祛瘀调经法。常用药物有象贝母、苍术、白术、生牡蛎、黄药子、皂角刺、昆布、夏枯草、海浮石、丹参、赤芍、穿山甲、路路通、当归等。月经不调加鸡血藤、泽兰。

4. 气虚血瘀型 月经色淡，量多质稀，或先期而至，或淋漓不尽，汗出较多，神疲肢软，怕冷，心悸气急，面色㿠白，有时少腹隐痛，舌质淡红，苔薄白，脉象虚弱，妇科检查多数无特殊发现，常用益气补血，活血祛痰药，常用药物有党参、黄芪、白术、茯苓、怀山药、赤芍、陈皮、当归、川芎、桃仁、丹参、鸡血藤、穿山甲、路路通等。

5. 热盛瘀阻型 月经先期，量多，黏稠，色鲜红或紫红，有血块，带下色黄或夹有血丝，面红赤，身热或低热缠绵，口苦咽干，小便短赤，大便干结，少腹疼痛拒按，舌红苔黄，脉滑数有力，妇科检查可见子宫略大，有压痛，双侧附件压痛或增厚，一般用清热凉血，散瘀消结法。常用药物有红藤、败酱草、蒲公英、半枝莲、黄芩、黄柏、牡丹皮、赤芍、三棱、莪术、土鳖虫等。有低热者加秦艽、地骨皮、泽泻等。

6. 益气法 益气法是在上述辨证施治基础上加用的治法。在输卵管阻塞的患者中，大多数以瘀证，实证为主，所以治疗多用攻伐之品，故主张在治疗2个月后，宜加入益气的药物，常用党参、黄芪、白术、怀山药等，目的在于扶助正气，提高疗效。

7. 调经法 在输卵管不通的患者中有的月经不调，对此类患者在辨证施治的同时宜加调经之品。

（二）外治法

主要用于少腹疼痛时作或严重痛经如伴有输卵管炎，盆腔结缔组织广泛粘连等病变者，常用的外治法有以下几种：

1. 灌肠法 以活血化瘀，软坚散结法为主，常用三棱、莪术、苏木、蜂房、皂角刺等，并根据病情，随症加减。将药物煎成150ml，用灌肠器从肛门注入，行中药保留灌肠，肛管插入深约15cm，每晚一次，经期停用，为使中药能在直肠内保留时间延长，应在晚间大便后灌肠为宜。

2. 中药离子透入法 将上述辨证分型所用的中药煎剂或取灌肠药物50ml，倒入纱布中，敷在下腹部患处，通过直流电离子透入理疗仪将药液中不同的离子透入盆腔，此法能帮助病变的组织消散吸收，提高治疗效果。

3. 外敷法 将煎药用完的药渣，加入醋30g，放在铁锅内炒，炒热后用纱布包裹趁热敷患处。

按语： 1. 祛瘀为主要治法。输卵管梗阻根据临床表现分为气滞血瘀、痰湿阻滞、寒湿瘀滞、气虚血瘀、热盛瘀阻五大类，这五类证型中均离不开"瘀"字，故治疗中祛瘀应贯穿整个治疗过程中。同时还应抓住辨证分型，除祛瘀外还应配合理气、破气、行气之法达到气行血行的目的。再如寒湿凝滞型，可由寒湿侵袭或阳虚脏腑机能不振而致凝，故治疗方法除祛瘀外再配用温经散寒壮阳之品以达到祛除寒湿之目的。在祛瘀时，根据病情之长短，瘀阻之轻重，又有活血、破血、逐瘀之不同。临床体会：对输卵管梗阻者，穿山甲与路路通为疏通之要药，故每每用之。上述五型临证有时难以截然划分，几种治疗可变换交替选用，增强药效。

2. 外治能提高疗效，输卵管梗阻可因急、慢性输卵管炎、盆腔结核、子宫内膜异位症等引起，这些患者多数伴有少腹痛，肛门坠胀等症状，行经时腹痛加剧，妇科检查时可触及附件单侧或双侧有结节或条索状物，或呈片状增厚，并有触痛。此时只用内服药，则疗效较慢。为加速疗效，则应配合外用之法，其中中药肛门灌肠法最为方便、直接，患者可自行回家治疗，灌肠可通过直肠直接吸收，易于使局部病灶变软，松动，粘连组织消散，水肿消失，加速病情的好转。

3. 调经可助孕有子，有部分患者除输卵管梗阻外还兼有月经不调，行经乳胀等兼证，因而在治疗过程中，除参照上述辨证施治外，还加用调理月经的药物，如此能取得较好的疗效。

第三部分

女科临证医案

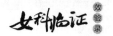

月经病

　　月经病是最常见的妇科疾病，被列为妇科疾病之首。月经病是以月经的周期、经期、经量发生异常为主症，或伴随月经周期出现，或于月经前后出现一系列明显症状为特征的疾病。月经病常见的表现有：周期异常，包括月经先期、月经后期、月经先后不定期、经间期出血、崩漏、闭经等；经期异常，如经期延长、崩漏等；经量异常，如月经过多、月经过少、崩漏等；伴随月经而出现的周期性症状，如痛经、经行乳房胀痛、经行发热、经行头痛等；经断前后出现的症状，如绝经前后诸证。

　　月经病多为外感六淫、七情内伤、饮食失宜、劳倦过度、房劳所伤或体质因素所致多脏腑功能失常，气血失调直接或间接损伤冲、任、督、带及胞宫，使得肾气 - 天癸 - 冲任 - 胞宫轴失调，最终导致胞宫藏泻失常，阴阳气血失调，从而发生月经病。

　　因此月经病的治疗重在治本调经。既要针对病机运用各种疗法，使得月经恢复正常以治标，又要消除导致月经病的病因病机以治本。主要思路为：一辨月经病与他病之不同；二辨标本缓急，急则治其标，缓则治其本；三辨年龄与月经周期之不同阶段：少女期重在顾护肾气，育龄期重在养肝疏肝，绝经后重在健养脾胃；经期宜调理气血、通因通用，经后期宜调养肝肾、滋养经血，经间期宜滋阴助阳、活血化瘀，经前期宜疏导气血、调和阴阳。

月经不调

（一）耳穴疗法

　　治则：调经活血。

　　治疗方法：耳针或耳穴贴压。

　　1. **月经先期**

　　血热型　取穴：三焦、降压沟、止血点、肝、肝阳 1 ～ 3。

　　气虚型　取穴：心、脾、肾、激素点、内分泌。

　　治疗时间：行经前一周开始治疗，每 5 次为一个疗程，分别选取上穴双耳交替使用。

2. 月经后期

气血虚寒型　取穴：子宫、激素点、肾上腺、垂体、卵巢、肾、脾。

痰湿型　取穴：甲状腺、肾上腺、垂体、丘脑、前列腺、三焦、卵巢、肺、脾。

治疗时间：行经前 2 周开始治疗，至月经来潮止，分别选取上穴双耳交替使用。

3. 月经先后不定期

肝郁型　取穴：肝、三焦、内分泌、卵巢、肾、脾。

肾虚型　取穴：肾上腺、前列腺、甲状腺、激素点、肾、脾。

治疗时间：采用整个月经周期为治疗时间，分别取上穴双耳交替使用。

注意：均使用国际化标准方案取穴。

操作方法：用探针找到穴位敏感点（即有酸、胀、痛、灼热感），常规消毒后，用揿针刺入，或是用王不留行籽对准穴位贴敷，并嘱咐患者每日按压 3~5 次，每次 3~4 分钟，分别取双侧耳穴交替使用。

典型病例：陈 ××，女，38 岁，已婚，干部，榆林市榆阳区麻黄梁人。两年前做人流手术后出现月经周期缩短，约 20 天来潮一次，经量少，1995 年 5 月再次做人流手术后，经期再次缩短，约 10 天来潮一次，并且伴见头晕乏力，白带增多清稀，脉弱。诊断为月经先期（气虚型）。取穴：心、脾、肾、激素点、内分泌、肾上腺。交替使用，10 天为一个疗程，经治疗后经期逐步改善，经过 3 个疗程治疗，经期已经转至 26 天来潮，后再继续治疗 2 个疗程以巩固疗效。

按语：耳针对机体具有双向调节作用，属于非药物疗法，通过对特定穴位的有效刺激调节机体的内分泌功能，从而达到纠正各种激素的平衡的作用，因此用其治疗因功能失调所致的疾病，可以收到较好的效果。

（二）方药疗法

1. 月经先期

典型病例：王 ×，女，26 岁，工人，榆林市榆阳区人，2013 年 7 月 28 日初诊。月经提前，量多，色淡红，无瘀块。近 3 个月来月经每次提前7~8天，量多，色淡，气短，头晕、自汗，小腹下坠，饮食不振，精神萎靡，心烦失眠。素体脾胃虚弱，因患急性呕吐腹泻，愈后月经病随潮起。舌质淡苔白，脉缓滑。

辨证：心脾两虚，气不摄血。

治则：补益气血，调经安神。

方药：当归12g、白术12g、茯苓12g、黄芪18g、酸枣仁18g、杜仲15g、侧柏炭15g、地榆炭15g、木香6g、远志6g、龙眼肉10g、乌梅炭10g。3剂，水煎服，每日1剂。

复诊：3剂后诸症大减，唯气短、自汗仍明显存在，舌质淡红，脉细。

方药：当归12g、白术12g、茯苓12g、黄芪18g、地榆炭15g、酸枣仁18g、杜仲15g、木香6g、龙眼肉10g、浮小麦10g。3剂，水煎服，每日1剂。

三诊：3剂后经止，诸症渐愈，气短明显好转，自汗消失，嘱继续服用人参归脾丸。随访下次月经来潮恢复正常，1年未复发。

按语：该患者月经提前，量多，色淡，气短，头晕，自汗，小腹下坠，食欲不振，中气不足，气不摄血，故投归脾汤加味而调气血，使气足，血得以推，血得气而自摄，互为因果，故此方用于心脾两亏之月经先期量多者。

2. 月经后期

典型病例：张×，女，28岁，工人，榆林市米脂县人，2010年2月7日初诊。月经后期，量多。每次月经错后，量多有块，临经时伴腹痛有腹泻，经停泻止，精神萎靡，面色无华，饮食无味，舌质淡苔白，脉沉迟。患者以做豆腐为业，经常与冷水接触，导致经脉不通，瘀而成块，久而月经应至而不至成疾。

辨证：外寒内袭，凝滞经脉。

治则：温经散寒，补气调经。

方药：桂枝12g、当归12g、乌药10g、红参10g（另炖）、木香6g、黄芪18g。3剂，水煎服，每日1剂。

复诊：药后患者精神稍振，面色渐现光泽，食欲大增，舌质淡苔薄白，脉细。

方药：桂枝 12g、当归 12g、乌药 10g、红参 10g（另炖）、木香 6g、黄芪 18g、丹参 8g。4 剂，水煎服，每日 1 剂。

三诊：停药后经至，量少色红，少许块状，经期时长 4 天，经前腹痛减弱，腹泻消失。面色红润，善言辞，精神正常。原方制为丸剂继续口服。随访得知下次来潮周期正常，无不适感。

按语：脾胃虚寒，气不摄血，是由寒邪导致，此病外寒引动内寒之邪，凝滞血脉，不通而痛，故宜用乌药、桂枝温中散寒，丹参、木香调经论治，使寒祛而血得温，血得气而自摄，故病愈也。

痛经

◆ **医案 1**

李 ×，女，26 岁，营业员，榆阳区巴拉素人，已婚，于 2002 年 6 月 13 日初诊。

主诉：经期腹痛 9 年。

9 年前的夏季，于经期贪凉饮冷，乃后经初到经末小腹冷而抽痛，连及胁部，喜按喜热，剧痛时在床上打滚，伴冷汗淋漓，四肢厥冷，呕吐频频，不能坚持工作，经量少色紫有块。脉弦迟，舌紫，苔白。末次月经 2002 年 5 月 16 日。结婚两年未孕。妇科检查：宫体正常大小，活动无压痛。诊断：原发性痛经。

辨证：寒凝血瘀。

治则：温经散寒，活血止痛。

方药：乌黄定痛汤。组成：制川乌、制草乌各 3g（先煎），赤石脂 10g，失笑散（包）10g，乌药 10g，沉香（后下）3g，制大黄 3g，干姜 3g，细辛 3g，制附片 5g，川椒 5g，丹参 15g。在经前 3 天起服上方 7 剂，每日 1 剂，煎服 2 次。嘱下次提前复诊。

二诊（7 月 10 日）：腹痛明显好转，其他全身症状也消失，经量中等，经血畅，无血块，继续服用上方 7 剂。

三诊（8 月 9 日）：腹痛已止，患者在经期较舒适，再服上方 7 剂。嘱长期服用金匮肾气丸，益肾助孕，随访 1 年未复发。

加减：剧痛加三七片 2 片。呕吐不止加半夏 10g、柿蒂 5 枚。血块多者加桃仁 10g、红花 8g。

轻度及经前期痛者，在经前一周内服药；中度及经期痛者，在经前 3 天起，服至行经期 1~2 天；重度及在经前、中、后三期占有两期以上痛经者，于经前 3 天服至经后期，疼痛不愈则需连续周期服药，痛止以金匮肾气丸调治。

按语： 原发性痛经实证，多属功能性痛经，好发于青春期少女，常常由寒冷或精神因素诱发。寒瘀实证，非温不能祛其寒，非下不能通其结，非辛不能散其郁。乌黄定痛汤以乌头赤石脂丸和大黄附子汤为基础，前者在《金匮要略》中主治沉寒痼冷之心痛证，后者主治寒实内结之腹满证。两者和原发性痛经之寒瘀证皆属阴证、寒证、实证。而且冷积阻塞肠道与寒瘀阻塞胞宫，皆以失降失通为病机，综上《金匮要略》两方证，阴寒之邪极盛，寒凝气滞，阴阳失调，颇切原发性痛经之寒阻胞宫，气血不畅，阳抑致痛致厥之病机，故在治疗上，兼采两者之长："寒者温之"，"塞者通之"。本方用乌头、细辛、干姜、川椒、附片等大队辛热之品理气分；因辛能散郁通阳，热能胜寒，以峻逐阴邪，制大黄、失笑散专入血分，配伍上述热药温通寒瘀；丹参养血和血，兼制其温燥；赤石脂涩缓大黄之下势；乌药、沉香佐以通降气机，全方寒温相配，通涩并用，标本兼顾，润燥结合，气血两调。使寒散瘀消，经血流畅，痛随利止。

◆ 医案 2

典型病例： 王×，女，24 岁，工人，榆林市绥德县人，未婚。2002 年就诊，痛经 9 年余，每次月经来潮前 2~3 天开始有下腹部疼痛，乳房发胀，伴有恶心、呕吐，月经量少，有血块，舌质暗，脉弦。每次都需要服止痛片，卧床休息，曾多次求医，效果欠佳。

辨证： 湿热瘀阻。

治则： 清热解毒，排脓散瘀，活血通经。

方药： 金荞麦 50g（鲜品 70g）为 1 剂。正常月经来潮前 3~5 天用药，每次连服 2 剂，每剂煎服 2 次，每次约服 200ml，连服 2 个月经周期为一个疗程。

2003 年 5 月开始用该药治疗，服用一个疗程后，症状完全消失。随访 5 年，未见复发。

按语： 原发性痛经常称为功能性痛经，妇科检查都无明显的器质性病变，具体原发性痛经的机制现还不清楚，中医认为痛经大多与瘀阻胞脉有关，所谓不通则痛。

金荞麦别名苦荞头、天荞麦、铁石子，具有清热解毒、排脓散瘀、活血通经等功效，用其治疗原发性痛经，可达到通经活血、祛瘀止痛的目的。本品药源分布广泛，价格经济，治疗效果良好，值得临床推广运用。

◆ **医案3**

典型病例： 朱××，35岁，榆林市绥德县人，教师，1995年4月4日初诊。每于经前、经期腹痛已20余年，近年来加剧，服西药仅能痛缓一时。每月经期延后3～4天，经量少，色淡红，有少许瘀块，腹痛喜温喜按，得按痛减。诊时正值行经第一天，昨起腹痛甚剧。脉沉细，舌淡红，苔薄白。

辨证： 寒凝气滞，行经不畅所致之行经腹痛。

治则： 益气养血，温经散寒。

方药： 痛经灵胶囊。组成：党参、黄芪、桂枝、川牛膝、白芍各10份，当归15份，川芎、牡丹皮各6份，吴茱萸4份。诸药按以上比例，共研细末，过80目筛装胶囊，每囊净重0.5g，每服5粒，每日3次，温开水送下。

服药于经前一周开始，至月经干净停药，此为一个疗程。服一个疗程未愈者，可按上法再服，一般多在两个疗程内获愈。若患者首诊时正值经期，则可即行服药至经净，若病愈，应续用一个疗程。若虚寒夹瘀较甚及血虚较明显者，则分别加服益母草膏和当归养血膏。

当月服药4天，期间腹痛明显减轻。5月2日服第二疗程，5月10日月经来潮，5天经净，经前及整个经期无任何不适。后再服一个疗程，1年多来未复发。

按语： 痛经灵胶囊以益气养血、温经散寒为主，兼具活血和化湿之力，能使气血得养，寒湿温通，血行得畅，气机调和而达止痛之效。主治因虚寒以及寒湿所致的痛经，若见气血亏虚太过或夹瘀较甚者，则辅以当归养血膏养血调经，或益母草膏治血行瘀以裨补之，取效亦良。同时，本胶囊制作简单，使用方便，易为病者接受，是其优点。

◆ **医案 4**

典型病例: 孙××,女,29 岁,已婚,榆林市榆阳区人,1990 年 5 月 17 日初诊。痛经 4 年,曾在西医妇科治疗,诊断为膜样痛经,结婚半年痛经未改善,末次月经 5 月 16 日,经水已行,小腹剧痛,腰臀酸楚,经来量不多,经前乳房胀痛。苔薄,脉弦细。

辨证: 肝郁气滞,气血瘀阻。

治则: 活血化瘀,理气止痛。

方药: 丹参、益母草、当归、炒延胡索、川牛膝、香附、续断、菟丝子各 9g,赤芍、川芎、橘叶各 6g,木香、柴胡各 4.5g。5 剂,水煎服,每日 1 剂。另嘱:平时服四制香附丸、逍遥丸,下次月经前来就诊,并测基础体温。

加减: 有明显怯冷畏寒者加肉桂,有乳房胀痛等肝气郁结症状者加柴胡、橘叶。经前 3～4 天开始服药,月经来潮后再服 2～3 剂,平时根据气滞、血瘀、胞宫虚寒等不同情况分别给予逍遥丸、四制香附丸、艾附暖宫丸等每日两次。

复诊(6 月 11 日):经水将临,腹痛未作,乳胀已减,苔薄,脉弦细,防止有余瘀未化,再予活血化瘀,调畅气机(基础体温双相)。药用:丹参 15g,当归、益母草、香附、延胡索、三棱、失笑散(包煎)、牛膝各 9g,川芎、赤芍、泽兰各 6g。5 剂,水煎服,每日 1 剂。

1992 年 7 月 27 日因月经过期未行前来就诊,神疲肢倦,偶有恶心,查尿妊娠试验阳性。

按语:(1)膜样痛经多见于青年女子,属中医学痛经范畴。现代医学认为患者不同程度地存在卵巢及子宫发育不良,因子宫内膜碎片释放过多的前列腺素引起子宫平滑肌强烈收缩,大片内膜不易从宫体排出所以腹痛。中医学因其具有经来剧烈腹痛,瘀块(即蜕膜)落出腹痛即减的特征,故认为其病理机制是瘀血内滞。大块内膜可能是无形之气和有形之血相搏而成,它阻碍了经血的顺利排出,造成"不通则痛"的临床表现。用活血化瘀、理气止痛法治疗可使气顺血调,"通则不痛"符合中医的辨证论治精神,这与西医设法使子宫内膜变薄,减少大片蜕膜排出的激素疗法,恰好不谋而合。中医疗法因其无激素的不良反应,故较为理想。

(2)服药方法与疗效有密切关系,笔者曾分三组用同样的方剂探讨不同时间服药的临床效果，服药时间分别为月经中期、月经来潮后立即服药，以及经前3~4天先服2~3剂，经来续服2~3剂。三组的效果以末组最佳。笔者认为经前3~4天瘀血内停已十分明显，此时活血化瘀有助于及早消散内膜，以利排出，故临床症状明显改善，而月经中期瘀血尚未形成，月经来潮后服药已来不及消散蜕膜，故治疗效果不明显。

（3）经上法治疗后，已婚不育妇女大部分能怀孕生产，病程彻底结束，部分未婚青年近期疗效良好，仍需巩固治疗，否则隔数月半载有可能再度出现膜样痛经。后者经重复治疗仍能获得良好效果。

（4）膜样痛经是一种病理现象，患者多有元气不足，命门火衰，肝郁气滞，寒凝血脉，针对这种情况，主张平时分别用温肾、理气、活血的丸药调治，有助于减轻症状，这也符合中医治病求本的原则。

◆ **医案5**

典型病例： 徐××，35岁，炊事员，米脂人，1998年5月14日初诊。14岁初潮，每逢月事来潮前两日即感腹痛难忍，经后渐愈，已20余年，曾多次经中西医治疗未愈。2006年婚后产一女，婴儿未满周岁，月事即来潮，痛势非但未减轻，反而更重。行经第一日肚脐以下绞痛，心烦易怒，面色苍白，双目难睁，懒言静卧，四肢不温而麻，茶食难进，经色紫暗，夹有血块。

辨证： 气滞血瘀。

治则： 活血祛瘀，行气止痛。

方药： 血府逐瘀汤。组成：当归、生地、桃仁、红花、枳壳各10g，牛膝12g，川芎、柴胡、赤芍、桔梗各9g，甘草6g。

经下后痛方减，观其颜面色暗，舌苔薄白，舌质暗、两侧有瘀血点，脉象略紧，尺脉弱。嘱患者下次月经前服下方：当归、川芎、生地、枳壳、牛膝各12g，赤芍、桃仁各10g，红花、桔梗、柴胡各9g，甘草6g。5剂，水煎2次，每次服约300ml，早晚空腹服。

药后腹痛减轻，月经来潮，血块增多。按此法拟方，连续3个月，共服药15剂痊愈。3年后随访，未再复发。

按语： 痛经是妇科的常见病和多发病，无论何因所致，只要经期腹痛、腰痛、经色紫暗或有瘀块等症，皆可逐瘀。因旧血不去，新血不生，瘀血去后，症必减轻。余用此方，均要求患者在经前 2～3 天开始服药，一般每月服 5～6 剂，如有效果可于下月再进，持续 3～4 个月即可。本方由 11 味药物组成。用桃仁、红花、川芎、赤芍活血祛瘀；配当归、生地活血养血；借桔梗、枳壳、柴胡疏肝理气，使气行则血行；牛膝能破瘀痛经，引瘀血下行；甘草缓急止痛，通百脉以调和诸药。

◆ **医案 6**

典型病例： 王××，女，23 岁，未婚，工人，榆林市榆阳区人，2004 年 3 月 8 日初诊。痛经 7 年，14 岁月经初潮，28～30 天来潮一次，经期 5 天，于 16 岁下乡劳动，适逢经期冒雨劳作后，每次经行小腹胀痛难忍，经量少，色黑有块，经行不畅，痛时伴胃寒，小腹冷，恶心呕吐，出冷汗，需卧床休息，每次经期需服用止痛片。舌淡暗，苔白，脉弦细。

辨证： 气滞血瘀夹寒。

治则： 活血行气，温经止痛。

方药： 止痛快方加减。组成：当归、益母草各 15g，川芎 6g，细辛 5g，丹参 20g，白芍、泽兰、延胡索、乌药、白芷各 10g，桂枝、干姜、半夏各 9g，吴茱萸、炙甘草各 6g。水煎服，经前一周服用，6 剂为一个疗程，连服 3 个月经周期。

患者于经前一周左右开始服药，3 月 28 日月经来潮未出现腹痛，经量及经色均正常，连服 3 个周期后，停药观察，随访未复发。

加减： 肢冷汗出者，加桂枝、干姜。恶心呕吐者，加木香、半夏。小腹冷痛者，加吴茱萸、小茴香。腰痛者，加续断、桑寄生。乳胀胁痛者，加柴胡、香附。阳虚者，加党参、淫羊藿。膜样痛经者，加三棱、莪术、血竭。

按语： 中医学认为痛经的发病机制主要是脏腑功能失调，导致气血运行不畅，以致子宫瘀血，胞脉不通，使子宫在经期不能正常发挥"泻"的功能而产生痛经。治疗时则采取"通"的治法。止痛快方具有活血化瘀、温经散寒、行气止痛之功，故治疗本病常能取得较好疗效。本方对原发性痛经治疗效果较好，继发性痛经中属于气滞血瘀或寒凝气滞型疗效亦可。痛经虽然表现在经期，但与整个月经周期中冲任、子宫的变化密切相关，故痛经患者往往伴有其他月经疾患，本方在治疗痛经的同时，也能兼治其他月经病及兼症。

◆ 医案 7

典型病例：肖××，18 岁，学生，榆林市榆阳区人，1997 年 10 月 6 日初诊。每次月经来潮前腹痛，经期开始第二天量多，色紫暗有块，血块流出后腹痛缓解，曾多处就诊，均以瘀血论治，观所用方药，均为温经、失笑、金铃子散之类。余观其形体不充，面色㿠白，脉细。

辨证：气血虚弱。

治则：养血和血，理气止痛。

方药：以四物三香汤为基本方。组成：当归 10g、川芎 10g、白芍 12g、生地 6g、白芷 10g、木香 10g、制香附 10g。

加减：气滞血瘀者，加牛膝 10g、益母草 30g、桃仁 10g、红花 6g、五灵脂 10g。寒湿凝滞者，加艾叶 10g、肉桂 3g、吴茱萸 10g、干姜 10g、小茴香 10g。气血虚弱者，加芡实 30g、党参 15g、当归 10g、茯苓 10g、女贞子 30g、山药 30g。肝郁气滞者，加柴胡 10g、川楝子 10g、延胡索 10g、小茴香 10g。肾阳虚、子宫发育不良者，加紫石英 10g、淫羊藿 10g、巴戟天 15g、肉苁蓉 15g。肝肾亏虚者，加枸杞子 10g、女贞子 30g、山茱萸 15g、山药 10g。膜样痛经者，加血竭 3g、苏木 10g、土鳖虫 10g。

常在经血来潮前 3～4 天开始服药，每日 1 剂，经来痛止停服，下个周期再如此用药，常在连用 2～3 个周期后治愈。

按语：痛经的症、因、脉、证、治，历代医家叙述颇为详尽，根据月经的期、量、色、质，参合舌脉及疼痛的时间和性质，区分寒热虚实常不困难，但临床所见并非一成不变，医者应细心全面观察。基本方中用四物汤既能养血又能活血，补中有行，活中有养，通治血中百病。当归、川芎为血中动药，以行气血；生地、白芍为血分静药，以养精血。古人谓其走者太走，守者太守，确实有其弊端，然而，对于痛经虚中有滞，则各得其所，虚则非生地、白芍禀静顺之德不足以养，滞则非当归、川芎行气血不足以活。就痛经而言，动静之中以动为主，故在方中又加入白芷入上焦，助上焦之动，加木香入中焦，助中焦之动，加香附入下焦，助下焦之动，三焦气机通畅，帅血畅流，瘀滞消散，血脉通达，通则不痛，即病除人安。一般痛经瘀血下腹痛即减，唯有子宫内膜异位症的部分病例，常兼经血过多如注，且经血越多越痛。因宿瘀内结，随化随下，经血虽多，瘀仍

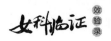

未清，故腹痛不减，治疗须以化瘀为主，不能因下血过多而采用固涩之品，否则下血更多，腹痛更加剧烈。在基本方的基础上，辨证加味治疗痛经确有良效。

◆ 医案 8

典型病例： 刘××，25岁，女，子洲人，未婚，1999年10月12日初诊。痛经5年余，每遇行经期小腹剧痛，下坠拒按，经行不畅，量少色紫有血块，胸闷胁胀。舌质紫暗，苔薄白，脉沉弦。妇科诊断为原发性痛经（子宫内膜异位症）。

辨证： 气滞血瘀。

治则： 行气活血，温经止痛。

方药： 折冲饮。组成：赤芍12g，牡丹皮、延胡索、川牛膝、桂枝、全当归各9g，桃仁、红花各6g。

加减： 气滞血瘀者，加醋香附12g、枳壳9g。气郁化热者，加生地黄15g、焦栀子、黄芩各9g，去桂枝。寒湿凝滞者，加苍术9g、薏苡仁12g、制附子6g。气血虚弱者，加炙黄芪30g，党参9g，炒酸枣仁、阿胶、白术各12g。肝肾亏损者，加枸杞子、益智仁、山茱萸各12g，阿胶9g。

在经前2日服3剂，经后再服3剂，方用折冲饮加香附、生地黄各12g，枳壳9g，连服3个周期。小腹剧痛全除，余症尽安而愈。患者于2000年5月结婚，8月怀孕。

按语： 痛经一症极为复杂，究其病因主要是由气血运行不畅，寒湿凝滞所致。《景岳全书·妇人规》曰："行经腹痛，证有虚实，实者，或因寒滞，或因气滞，或因热滞；虚者，有因血虚，有因气虚。"余以折冲饮为主方，辨证加减，辄见效验。折冲饮方由《伤寒杂病论》的桂枝茯苓丸合当归芍药散加延胡索、牛膝、红花化裁而来，具有行气活血、温经止痛之功，是治疗子宫发育不良，或子宫过于前屈和后倾，子宫颈管狭窄，子宫内膜呈片状排出（膜样痛经），盆腔炎，子宫内膜异位症等疾病的良方，能使气畅血行，诸症自愈。

◆ 医案 9

典型病例： 李×，已婚，农民，榆林市榆阳区人，23岁，于1985年

4月13日初诊。月经16岁初潮，以往月经周期、量、色、质均正常。本次行经前两天因劳动，滑倒在水中，当晚就感到小腹隐隐作痛，次日恶寒发热，全身困重疼痛，头昏闷，伴有呕吐，行经不畅，量少色暗，夹有血块，小腹冷痛拒按。舌暗红苔腻，黄白相间，脉弦滑。

辨证：外感寒湿，侵袭胞宫，寒湿相搏，气滞不畅，血瘀不行。

治则：散寒除湿，活血化瘀，佐以理气调经止痛。

治疗方法：

（1）针灸：选取次髎、三阴交（针刺），关元、照海（先针后灸），留针15分钟，每5分钟行针一次。剧痛加归来，腰脊痛加命门、肾俞，胸闷加内关，胁痛加阳陵泉，头晕耳鸣加悬钟、太溪，腹痛加大赫、气穴。

（2）内服方：丹参15g，泽兰、续断各14g，制香附、赤芍、熟地各12g，当归、延胡索各10g，红花、牛膝各4g。3剂，水煎服，每日1剂。

加减：血块较多者，重用当归、牛膝。月经过多者，加荆芥炭10g、阿胶12g（烊化）。四肢或面部肿胀者，加茯苓15g。腰腿酸软困痛者，重用续断，加杜仲12g。月经先期者，加牡丹皮、栀子。月经过期者，加炒小茴香6g、乌药10g。月经先后无定期者，加柴胡9g、白芍12g。

按语：次髎为治疗痛经的经验效穴；三阴交为足三阴经交会穴，对肝脾肾三经有调补作用；关元能调冲任，理胞宫；照海为肾经经穴，取之可补养肝肾。内服方中用丹参、泽兰与香附疏肝理气；续断、熟地柔肝养血，补肝益肾；红花、当归、赤芍、牛膝养血和血，化瘀通络；延胡索行气止痛。针药共奏解郁祛瘀、调理气血、调补肝肾之功，随症加减则寒散瘀消，经血流畅，痛经可愈。

◆ **医案 10**

典型病例：喻×，17岁，学生，榆林市府谷县人，1987年8月13日初诊。患者经期腹痛6年，11岁月经初潮，周期40～60天，经量多，痛时不能坚持学习，经治未愈。就诊时为经期第二天，量多色暗无块，小腹疼痛较甚，且伴腹胀，腰坠胀痛，畏寒肢冷，面色苍白，唇干口渴。舌淡红，苔白，脉弦。

辨证：阳虚寒凝，血虚气滞。

治则：温阳散寒，养血疏肝。

方药：以乌梅止痛汤加减治疗。组成：乌梅、白芍各 30g，桂枝、附片、黄连、黄柏、当归、熟地、川芎各 9g，炮姜炭、细辛各 6g，炙甘草 15g。3 剂，水煎服，每日 1 剂。

加减：寒象偏重者，加川椒、艾叶各 9g。热象明显者，加川楝子 12g、党参 15g。经血有块、剧痛者，加蒲黄、五灵脂各 9g，延胡索 12g，去熟地。经量少色暗者，加桃仁、红花各 9g，乌梅减至 15g，去熟地。经量过多者，去桂枝、川芎。兼腹胀者，加香附 12g，去熟地。腰胀痛者加乌药 9g。腰酸痛者加续断、巴戟天各 9g。

于痛时服药，一日一剂水煎服，痛止停服，下次经期开始，不论痛与不痛，再服 1～3 剂。药后血减痛止，余症亦除，9 月 12 日如期来潮，经期安然无恙，为巩固疗效，守方 3 剂，嘱其于经期进服。1988 年 2 月随访，经量正常，未再作痛。

按语：本方主治寒热错杂、虚实并见之痛经，以青少年居多，部分患者月经初潮较迟，经期推后，多数患者有明显受寒与情志不宁等病因，故本病发病因阳虚阴盛，情志失调，肾气不足。任脉欠通，故月事不能以时而下。肝肾同居下焦，肾阳虚，寒自内生，或从外入，肝之经脉失于温煦，则拘急收引而疼痛，此为"寒凝作痛"。如《素问·举痛论》所云："寒气客于厥阴之脉，络阴器，系于肝，寒气客于脉中，则血泣脉急，故少腹与胁肋引痛也。"肝为风木之脏，内寄相火，下连肾水，上连心火，寒邪入侵，情志失调，均可化火，形成寒热错杂之势。热郁则藏血失司，走注血海而致经血量多，久则血虚，经脉失养而疼痛，部分患者经量越多越痛，经量减痛亦减，此为"不荣则痛"，其与"寒凝作痛"并存，因此属于阳虚寒凝，热郁血虚，其辨证要点为腹痛喜温，经血量多，口渴，舌红，脉弦。

本方仿乌梅丸之意加减而成，重用乌梅，以其味酸入肝，配以炮姜炭敛血海，合芍药、甘草缓肝急，以解"不荣"之痛，颇合仲景"夫肝之病，补血酸，助用苦焦，益用甘味之药调之"之旨（《金匮要略·脏腑经络先后病脉证》）。桂枝通心阳以达胞脉；附片、细辛温肾阳而散下寒，合而以除"寒凝"之痛；黄连、黄柏清降郁热；四物养血以疏肝，合傅青主"补肝中之血通其郁"之意（《傅青主女科·经水忽来忽断时痛时止》)。全方寒热并用，补散同施，具有温阳散寒，养血疏肝，清热止痛之功。从方义上讲，本方虽然主治为寒热错杂、虚实并见之痛经，但临床应用时可根据寒热虚实之偏颇，以调整其温凉补散比例或按以上加减，适用于多种痛经，为止痛良方。除经期应用本方外，若平时能辅以补肾、调肝、养血等方药调理则疗效更好。本方不宜于经前服用，可能因其酸性收敛之性，经血未动，服之则敛而滞之，以前曾治数例，于经前服药，结果月经迟迟不至，来潮时量少不畅，疼痛反而加重。

◆ 医案 11

典型病例：李×，女，25岁，榆林市榆阳区人，农民，2011年10月5日初诊。患者阵发性小腹绞痛，加剧2日，经净2日而小腹疼痛不温，持续加剧。平素月经后期，已婚4年未育，去年同期曾发生类似小腹疼痛，经用吗啡亦不效，其痛延续至20日以上。刻诊面色㿠白，蜷卧车上，手捂下腹部，呻吟哭叫不止，脐下与脐左下压痛显著。舌淡红，边有紫斑、苔薄白，脉沉弦。

辨证：寒客下焦，胞络血阻。

治则：活血化瘀，温经散寒。

方药：小茴香9g、干姜9g、肉桂9g、当归9g、川芎9g、吴茱萸9g、香附9g、蒲黄9g、五灵脂9g、附子6g（先煎）、赤芍12g。

嘱其即刻煎服，服后疼痛立止，乃又投上方3剂。

复诊（2012年2月）：因停经3个月来诊，知已孕。

按语：痛经有寒热虚实之分，证候不同，治疗各异，本案辨证之要点为经行腹痛，持续加剧，喜温喜按，舌边有紫斑，苔薄白，脉沉弦，乃寒凝血瘀所致，常用少腹逐瘀汤、温经汤、当归四逆之类灵活化裁，每获卓验。

◆ 医案 12

典型病例：乔×，女，20岁，农民，榆林市吴堡县人，2011年5月7日初诊。痛经。平素烦劳之后汗出过多，来潮3年，月经每至腹痛难忍，此次已至半日，血量多，色红有块，五心烦热，经多方治疗不显效。舌质红，脉细数。

辨证： 阴虚内热，煎熬成块，阻塞胞脉。

治则： 凉血活血，滋阴，理气止痛。

方药： 生地 24g、当归 10g、白芍 10g、延胡索 10g、牡丹皮 10g、黄芩 10g、川芎 6g。3 剂，水煎服，每日 1 剂。

复诊： 1 剂后痛止，药尽病失，嘱患者下次经前 3 天再诊。经前腹痛不显，自汗消失，舌质淡红，脉细。

方药： 生地 24g、当归 10g、白芍 10g、延胡索 12g、牡丹皮 10g、黄芩 10g、川芎 6g、黄芩 10g。3 剂，水煎服，每日 1 剂。

再服 3 剂，药后经至，经至未痛，血色淡红，经量适中，心境平和，已愈。

按语： 此案辨证要点为痛经，色红有块，五心烦热，舌质红，脉细数，乃阴虚内热，热伤阴络，煎熬成块，阻塞胞脉，不通则痛。治宜凉血活血，滋阴理气止痛。本方可活血理气止痛，热者、寒热错杂及气郁之痛经均可加减应用，故为痛经之通用方，经后宜注意饮食起居，随症加减调经，防止复发。

◆ **医案 13**

典型病例： 吕 ×，女，31 岁，农民，榆林市榆阳区人，2012 年 6 月 12 日初诊。月经来潮时，小腹疼痛难忍。每次月经来潮时，腹部疼痛，量少有块，喜热喜按，四肢发冷，遇寒加重，遇热则减，面色苍白。舌质紫暗，苔白，左脉沉细，右脉沉无力，迟涩。

辨证： 寒湿内侵，凝滞血脉，瘀血内阻。

治则： 温经散寒，活血化瘀。

方药： 熟地 10g、当归 10g、赤芍 10g、橘核 10g、荔枝核 10g、蒲黄 10g、五灵脂 10g、乌药 10g、川楝子 12g、川芎 6g。3 剂，水煎服，每日 1 剂。

二诊： 药后痛缓，仍有四肢不温。舌紫暗，脉沉细。

方药： 熟地 10g、当归 10g、赤芍 10g、橘核 10g、荔枝核 10g、五灵脂 10g、乌药 10g、川楝子 12g、川芎 6g。3 剂，水煎服，每日 1 剂。

再进 3 剂，嘱其下次月经来潮前 3 天再服 3 剂。

三诊： 诸症愈，此次月经正常、无腹痛。

按语：寒湿为阴邪，性重浊凝滞，易阻遏气机，损伤阳气。寒湿凝滞血脉，阻塞胞宫，冲任受损，故拟四物汤加乌药等温经散寒之药以温经散寒，理气祛瘀止痛，使冲任调和，寒散瘀去而获疗效。

经行咽痛（慢性咽炎）

典型病例：刘×，女，35岁，工人，榆林市米脂县龙镇人，2007年12月5日初诊。患者咽部干涩疼痛，时犯时愈3年余。每逢经临时二三天，咽喉疼痛加剧，随经过而逐渐自然缓解，曾服喉痛丸、盐酸苄达明、维生素B₂等，俱不显效。此次正值经期来临，颜面紫红，头晕胀痛，心烦易怒，胸胁胀满，咽部有气急之感，量少色紫，且夹有黑色血块，排行不畅，溲赤便干。舌绛苔黄，干燥无津，边有瘀斑，脉沉涩。

辨证：瘀热蓄结胞宫，上冲下滞。

治则：泄热逐瘀。

方药：桃仁10g、大黄12g、芒硝10g、桂枝10g、牛膝10g、牡丹皮10g、甘草6g。1剂，水煎服。

复诊：服上方1剂后，腹痛加剧，排出紫血甚多，且大便燥屎多枚，随之腹痛大减，大热之象明显缓解，咽痛亦为之缓解，气急之感消失。药已中机，又以原方化裁2剂，续清瘀热，此时经量较多，色黑有块，但经行通畅，5天后经净，他症均瘥，唯仍感咽部干涩不适，视其两咽部嫩红，无充血。

方药：桃仁10g、大黄8g、黄芩10g、桂枝10g、牛膝10g、牡丹皮10g、甘草6g。2剂，水煎服，每日1剂。同时嘱服六味地黄丸。

随访，药后舌体舒缓，渐痊愈，颜面渐如常人。至今，经行正常，咽痛未作。

按语：妇人经水，贵乎通畅，一有不通，病斯作矣。本病为瘀热互结，蓄结胞宫，经水阻滞，血热沸逆，迫使阴虚之咽疾，得经热之炽灼，使两热相搏，咽痛为之而加剧，实与经病有关。经不调而后生病，当先调经，经调病自解，故用桃核承气汤釜底抽薪，峻逐瘀热，使瘀祛热清，经通而诸恙自愈，若不循先后缓急之法，但治上热咽痛，犹如扬汤止沸，差矣。

经行音哑、目暗

典型病例： 王×，女，31 岁，已婚，农民，榆林市镇川人，2000 年 7 月 15 日初诊。患者 4 年前行人工流产手术后，每次经行前 1 周出现声音嘶哑，两目昏暗，视物不清，且乳房胀痛。经净之后，音出目明，诸症消失。曾行眼科检查：视力右眼 0.8，左眼 1.2。平时月经提前，经量少，色鲜红，3 日即净。望其身体消瘦，面色萎黄，皮肤干燥，头发枯焦，性情郁闷。舌红苔少，脉细。

辨证： 肝肾不足，肺阴亏虚。

治则： 滋肾养肝润肺。

方药： 生地 15g、枸杞子 15g、当归 12g、麦冬 10g、沙参 10g、川楝子 10g、桔梗 10g、川贝母 10g、白芍 10g、菊花 9g。3 剂，水煎服，每日 1 剂。

复诊： 3 剂后，经前音哑较前略有减轻，经量较前明显增多，余症如前。

舌红苔薄白，脉细。

方药： 生地 15g、枸杞子 15g、当归 12g、麦冬 10g、沙参 10g、川楝子 10g、桔梗 10g、川贝母 10g、白芍 10g、菊花 9g、郁金 10g、大枣 3 枚。6 剂，水煎服，每日 1 剂。

6 剂后随访，正值经前，闻声未见嘶哑，两目视物亦无异常，面色渐如常人，至 8 月 10 日月经按时来潮，音哑、目暗等症均未出现。停药观察，至今 1 年余终未复发。

按语： 人工流产损伤肝肾之精血。因声音出于肺系而根于肾，经行之际，阴血一泻，肾精愈发亏虚，肾精不能上承，则肺金失于濡润而不鸣，故音哑声不出。目为肝之窍，"肝受血而能视"，今肝血不足，肾精亏虚，值经行之时，精血更亏，目不得濡养。故投以一贯煎加味，方药对证，故获良好效果。

经行吐衄

◆ **医案 1**

典型病例： 刘×，女，24 岁，榆林市府谷县人，2014 年 4 月 25 日初诊。经期周期性鼻出血。近月来月经每至之时，鼻衄不止，行经期间则情绪急躁易怒，此次又衄。舌红苔白，脉弦数。

辨证：肝气郁结，郁久化热，经血随气上逆。

治则：疏肝解郁，凉血，引血下行。

方药：白芍 10g、当归 10g、焦白术 10g、茯苓 10g、焦栀子 10g、牡丹皮 10g、牛膝 10g、生姜黄 10g、醋柴胡 6g、薄荷 6g。3 剂，水煎服，每日 1 剂。

复诊：药尽，已衄止，经下行，身热喜凉，舌红脉数。

方药：茯苓 10g、焦栀子 10g、牡丹皮 10g、生姜黄 10g、醋柴胡 6g、薄荷 6g。3 剂，水煎服，每日 1 剂。

药后经行顺畅，鼻再无出血，身心平静，诸症消，病愈。半年后随访，历次月经顺畅无异常，未复发。

按语：倒经者常有之，余以为多因肝经郁火或肺肾阴虚导致火热炎上，值经行之际，冲脉气盛，冲气夹火热上逆，灼伤血络而发生吐血、衄血。患者素日肝气不舒，每逢经至，鼻衄不止，行经期间则情绪急躁易怒，舌红苔白，脉弦数，今乃肝郁化火，血随气上溢，故采用解郁凉血、引血下行之丹栀逍遥散加减而获效。

◆ **医案 2**

典型病例：李 ×，女，21 岁，工人，子洲人，2003 年 3 月 2 日初诊。主诉：鼻出血 4 年，反复发作。患者 4 年前因生气恼怒后头痛，鼻流血两次，每次量约 100ml，经服西药及肌内注射止血药方止。两天后月经来潮，经量极少，仅行经两天即停止（以往行经 4 ~ 6 天）。此后，每逢月经来潮前 2 ~ 3 天鼻多次出血，心烦易怒，两乳房胀痛，下腹部胀痛，经量少，色淡，大便干燥。曾在西医妇科诊治多次，并去外地医院检查治疗，均无明显效果。面红赤，舌边尖红，苔黄欠润，脉细数。

辨证：肝经郁热，血热妄行。

治则：清热降逆，引血下行。

方药：大黄、肉桂各 3g，生赭石细末 18g。将大黄、肉桂研细末和匀，用生赭石煎汤送下，每日 1 剂，分早晚 2 次服。

处以上方 3 剂，经停后 5 天服逍遥丸，每日 2 次，每次一包，连服 20 天。

复诊（3月29日）：此时患者全身已无明显不适，唯头微胀痛，舌尖红，苔白，脉弦细。效不更方，仍服上方4剂。4月14日月经按时来潮，经量一般，色红，其经前诸症悉除，患者恐痛反复，又照前方服药一周期，随访3年，未再复发。

按语：本病的治疗应本着"热者清之，逆者平之"的原则，以清热降逆，引血下行为主，但不可过用苦寒及攻下之药，以免重伤气血。张锡纯说："降胃止血药，大黄为最要，胃气不上逆，血即不逆行也，单用之又失于寒。平肝之药，以桂为最要。肝属木，木得桂则枯也，单用之则失于热。若两药并用，则寒热相济，性归平和，降胃平肝，兼顾无疑，而再以重坠之药辅之，则力专下行，其效当更捷也。"笔者认为，张氏用大黄、肉桂末主要是取大黄苦寒沉降，能直达下焦，清泄血分实热之功。肉桂辛甘大热，气味纯阳，引火归原。二者配伍，气味俱厚，一热一寒力猛善走，其性下行。又用赭石之苦寒体重，清肝火、平肝阳之功，煎汤送服，使上逆之气得以顺达，妄行之血得以复归。本方药味虽少，但组方合理，配伍严谨，笔者多年来奉其理，执其方，以治疑难重症，均收到满意效果。

经行癫狂

典型病例：王×，女，20岁，工人，榆林市府谷县人，2004年2月29日初诊。1年前夜间行走受到惊吓，当即发呆，随后兴奋话多，吵闹打人，大笑不休，当时正值行经期，经后精神症状自动缓解，以后每月经前兴奋话多，歌笑不休，月经后都能自动缓解。近日病情发作严重，冲动伤人。舌质暗红，苔黄腻，脉细数。

辨证：气滞血瘀。

治则：活血化瘀为主。

方药：三棱、莪术、桃仁、丹参、白芥子各10g，生大黄10g（后下），甘草、桂枝、红花各5g，牛膝15g，大枣7枚。30剂，水煎服，每日1剂。

加减：痰瘀同病，神志恍惚者，加白芥子、制半夏各10g。心悸失眠者，加酸枣仁12g、茯苓30g。情绪偏低者，加佛手花、合欢花各10～15g。

烦躁不安者，加黄连 6g。惊悸、幻觉者、加龙齿、牡蛎、磁石各 30g。上方每日 1 剂，35 天为一个疗程，在急性期可配合氟哌啶醇 10mg/d，个别患者因兴奋明显难以管理者，可用电休克，每日 1 次。

连服 1 个月，精神症状控制，月经来潮时未见明显精神症状，唯午后潮热，梦多，舌苔薄，质红，脉细数。上方去三棱、莪术，加白芍、生地、酸枣仁各 10g，连服 28 剂，病愈出院，随访至今未见复发。

按语：本例患者的精神症状加重或减轻，均与月经来潮有关。余筛选活血化瘀药物为协定处方：方中应用三棱、莪术、桃仁、红花活血破瘀为主药；白芥子豁痰通络，丹参、桂枝养血活血宁心；大黄则增强活血之功，又可通腑泄浊；大枣、甘草和中；牛膝为引经药，全方组合使气机利，瘀血行，每能收到满意的疗效。在运用过程中，应该注意辨证，对于药物的个别剂量亦应随证灵活调整，如精神症状明显者，三棱、莪术可用至 20g，但精神症状控制后可将三棱、莪术减为 6g，或去三棱、莪术，加当归、白芍、生地等养血活血之品。又如瘀热明显，大便干结者，可将大黄加至 30g，如月经不畅，或有血块，或腹痛难忍者可将桃仁加至 24g。余临床观察到，即使经行期间，重用活血化瘀药亦未出现一例出血不止的现象，即使已经大便溏薄的患者仍然可用大黄，可将生大黄换为制大黄取其活血之功。

崩漏

◆ 医案 1

典型病例：赵 ×，女，18 岁，工人，清涧人，1983 年 11 月 21 日初诊。患者 20 天前月经量多，经西医止血、输血等治疗后出血量逐步减少，但始终未干净。近两天，阴道出血如崩，其色紫暗，有如猪肝色样之瘀块，下腹隐痛，伴有头晕，目眩，烦躁不寐，口干，喜饮，大便干结等症。舌红，苔黄，脉数。T：36.5 ℃，P：90 次 /min，R：20 次 /min，BP：120/75mmHg。西医诊断：青春期功能失调性子宫出血。

辨证：血热夹瘀（崩漏）。

治则：清热凉血，化瘀止血。

方药：清热固经汤加味。组成：生地、地骨皮、龟甲、牡蛎、冬瓜仁各 15g，阿胶 20g，黄芩、地榆炭、栀子、沙参、麦冬、益母草、当归、茜草各 12g，甘草、大黄各 10g，红花 6g。加水 400ml，文火煎至 300ml，将药汁倒出；再加水 300ml，煎至 250ml，倒出药汁；再加水 250ml 浓煎，将药汁全部倒出。把三次倒出的药汁混合，分三次服，每次 200ml。每日 1 剂，饭前服，冬天需要将药汁加温后服用。

加减： 血热者熟地改生地，加黄芩 12～15g。气虚者加黄芪 20～30g。阴虚者加地骨皮 15～20g。暴崩者加地榆炭、白头翁各 30～60g。虚寒者加艾叶 15g。血鲜红，无瘀块者，当归、红花各减 10g。

复诊： 服 6 剂后，阴道出血略有减少，腹痛减，但仍口渴喜饮，时时烦躁不安，腰酸痛，舌红苔黄。血虽已止，邪热仍在，治以滋阴清热补肾为主，方用四物汤加味续服一周而愈。

按语： 清热固经汤为治疗肝肾亏损，气血两虚，冲任不固，瘀血容易残留所创立。将古人塞流、澄源、复旧三法融为一方，具有为补肾填精，养血活血，通利固涩的功效。方中阿胶配地黄，滋阴补肾，养血固冲以塞流，且防当归、红花伤正；红花、冬瓜仁活血化瘀以通利，兼防阿胶地黄滋补太过，且能清热；当归攻补两用，既养血又消瘀。本方构思巧妙，配伍精当，余又将药加量，使药效力宏，作用迅速。不同类型的异常子宫出血，均因肾气受损，冲任不固，而致血行不畅，致使子宫腔或壁间瘀血残留，恶血涩滞脉道，血不行经而外溢，则表现为出血。正如古人所说："败血不去，血不归源"。"恶血不去，新血不生"，出血之后，血海必虚。由此可见，肾虚、瘀血、血虚三者互为因果，此为导致出血的重要原因，并非老妇如此，少妇亦然。组方原理正与此病机相应，所以用于各种年龄组及各种不同原因引起的崩漏均有卓效。

◆ **医案 2**

典型病例： 李 ×，女，43 岁，农民，靖边人，2008 年 8 月 10 日初诊。患者于 7 月中旬经潮之际，劳累过度，致经血十余日不出，进而忽然经血大下，在榆林市某医院输血，同时应用止血药，住院 7 天血止。出院六天后，阴道又出血不止，故来门诊治疗，今已出血两天，患者 14 岁初潮，周期 26～30 天，持续 3～5 天，经量较多，末次月经 7 月 12 日，现自觉头晕耳鸣，眼花心悸，全身乏力，气短懒言，精神疲倦，不思饮食，有时手心发热，阴道出血量多。色淡，面色苍白，舌质淡，苔薄白，脉细弱无力。妇科检查正常。西医诊断：功能失调性子宫出血。

辨证：冲任脉损伤（崩漏）。

治则：益气固本，养血止血。

方药：补中益气汤加味。组成：黄芪 30～50g，红参 10～15g，白术 15～20g，当归、阿胶、龟甲胶、鹿角胶各 15g，熟地、白芍各 20g，棕榈炭 30g，升麻 7.5g，陈皮 10g，地榆炭 25g，牡蛎 50g，炮姜炭 15g。5 剂，水煎服，每日 1 剂。

5 剂后出血停止，但仍头晕乏力，失眠心悸，又以滋肝肾，调理脾胃之药善后，随访 6 个月，均经事如期。

按语：劳倦过度，损伤心脾，以致中气下陷，统摄失权，冲任不固，血从下溢。反复出血量多，淋漓不绝，色淡，面色苍白或萎黄，倦怠思卧，气短无力，舌淡苔薄白，脉细弱无力，均为气血不足之征，治宜益气固本，养血止血，固摄冲任，方用补中益气汤加味对证治之，故能收效。

◆ 医案 3

典型病例：吴××，42 岁，工人，榆林市榆阳区人，1984 年 3 月 14 日出诊。月经先后不定期 1 年余，近 2 个月来淋漓不断，刻下面㿠肢冷，神疲畏寒，面目虚浮，唇白少华，脘痞便溏，腰脊酸楚，少腹冷痛，经量多，色淡质稀，时而色黑如水。舌质淡，苔薄滑，脉细弱。妇科查体：子宫略大，质硬。病理检查：子宫内膜增生。西医诊断：功能失调性子宫出血。

辨证：脾肾阳虚，冲任失固。

治则：温养下元，益气固冲。

方药：红参（另煎兑服）、海螵蛸、制香附、艾叶炭、七叶一枝花各 10g，熟地 20g，阿胶（烊化）15g，当归 6g，炮姜炭 9g，参三七（冲服）1.5g，肉桂 3g，淫羊藿 12g。另用：百草霜 60g、冰糖 30g、伏龙肝 120g，浸水煎药，顿服。

加减：脾胃阳虚者，加淫羊藿 12g、吴茱萸 5g、肉桂 3～5g。肝肾阴虚者，去炮姜炭、艾叶炭，加生地、墨旱莲各 15g，茜草 12g，龟甲（先煎）30g。气虚夹瘀者，泽兰 12g、益母草 20g、焦山楂 15g，瘀甚者可加红花 6～9g、失笑散 10g。虚热较甚者可加地骨皮 12g，银柴胡、牡丹皮各 6g。

服上药 2 剂后，出血大减，照上方增减连服 8 剂，出血停止，症状亦改善，继予归脾汤，复方阿胶浆调理近 3 个月，痊愈，随访两年来，月经周期、经期、经量如常。

按语：历代医家均遵循"急则治其标，缓则治其本"的原则，采用"塞流、澄源、复旧"三步疗法治疗崩漏，然塞流止血当为首务：气虚崩中用"独参汤"益气摄血而收气固血止之效；久漏暴崩或久漏不止者，用龟甲浓汁滋肾固冲任而收奇效；脾虚失统用伏龙肝浸水煎服百草霜，取黑色入肾，炭剂止血，温脾而收统血之效，此乃"崩中势急重塞流而兼顾其源"也。漏下不断，出血不猛者，应以"病因为本。症状为标，源流并举"，澄其源而达塞流目的。此乃"漏下势缓重澄源而顾塞流"。崩漏日久血虚阴亏，阴损及阳致下元虚寒，火衰不能蒸腾肾阴化生肾气，阴不升举，寒客胞中，经脉凝滞，血失固摄不能归经，故取暖宫祛寒，温补阳气之法，俾阳气来复，则固摄有权，经络畅通，血循常道，不用止血药而达塞流目的，此亦治病必求其本也。

◆ **医案 4**

典型病例：金××，35 岁，农民，榆林市榆阳区人，因持续阴道出血 60 天，于 2013 年 5 月 15 日初诊。既往月经 7/28～30 天，量较多。自 2012 年开始月经 7/10～20 天，末次月经为 2013 年 3 月 10 日，至今出血不止，且量多。妇科检查：阴道有血，宫颈光滑，宫体稍大，光滑，双侧附件未见异常。舌质暗，苔薄黄。西医诊断：功能失调性子宫出血，继发贫血。

辨证：血热（崩漏）。

治则：凉血止血。

治疗：缩宫灵方。马齿苋 30g、益母草 30g。每日 1 剂，水煎服。血止后再改用其他药物调整月经周期或治疗原发病。

按语：妇产科出血性疾病原因很多，余根据中医学治疗崩漏的原则"急则治其标"创制缩宫灵方，经初步临床观察，发现药物虽少，疗效较好，容易掌握，对功能失调性子宫出血、刮宫后出血、盆腔炎等引起的出血性疾病均有止血效果。临床证实各种辨证分型的出血均可应用本方，不仅可以止血，且可避免由于服用大量激素止血引起的副反应，对未婚者尤为适宜。

◆ **医案 5**

典型病例： 王××，女，22 岁，未婚，农民，榆林市榆阳区人，2015 年 6 月 10 日初诊。自述患神经衰弱 4 年余，月经愆期 2 年，3 个月前经来淋漓不断，经某医院妇产科诊断为"功能失调性子宫出血"，曾用黄体酮等西药及中药治疗 2 月余，效果不显著。现症：出血量时多时少，淋漓不断，色鲜红，头晕耳鸣，五心烦热，夜寐欠佳，腰膝酸软，舌质红，少苔，脉细数无力。西医诊断：功能失调性子宫出血。

辨证： 肾阴亏损，冲任失调，虚热灼络迫血外出（崩漏）。

治则： 滋肾固阴，化瘀止血。

方药： 参茜童便饮合左归丸加减。组成：党参、生茜草、熟地、枸杞子、墨旱莲、山茱萸各 10g，阿胶（烊化）、女贞子各 12g，桑寄生 18g，龙骨 15g（先煎），童便 30ml（冲）。水煎服，每日 1 剂。

加减： 气虚者，党参易红参。中气下陷者，加黄芪。血虚者，加阿胶、生地炭。血热者，加黄芩炭、焦栀子。血瘀者，加蒲黄炭、山楂。气郁者，加制香附、炒藕节。肾阳虚者，加右归辈。实热证者，方中用生茜草、原童便。虚寒证者，方中用茜草炭、炼童便，酌加黑姜。出血量多日久不愈者，可加三七末（冲服）、血余炭、棕榈炭。兼心悸者，加远志、酸枣仁、龙眼肉等。

服药 2 剂后，出血减少，睡眠好转；续服上方加三七末 6g（冲服），3 剂后血止，改服六味地黄丸 1 个月，月经周期恢复正常，行经 4 天即净。随访至 2018 年 3 月，未见复发。

按语： 崩漏常见于脾虚、气虚、血热、肝肾不足、血瘀、气滞等证。崩中以塞流为急务，漏下以澄源复旧为要冲，尽管其临床证型复杂，只要在辨证施治中抓住扶正固本的基本原则，塞流和澄源并用，始终贯穿活血化瘀，以参茜童便饮灵活加减应用，每能获效。方中左归壮水之主，培左肾之元阴；党参健脾益气摄血，顾护无形之气；茜草化瘀活血，炒炭长于止血；童便滋阴养血，化瘀止血。全方共奏益气养血，化瘀止血，滋阴降火，通经活络之功。

◆ **医案6**

典型病例：刘××，女，36岁，会计，榆林市榆阳区人，2011年6月6日初诊。经后阴道淋漓出血，少则10天，多则半月，已3年。末次月经5月25日来潮，至今淋漓未净，量少色淡，面色淡白，头晕神疲，心慌气短，失眠多梦，腰空痛。舌质淡苔薄白，脉沉细无力。西医诊断：功能失调性子宫出血。

辨证：肾虚失藏，影响心神。

治则：补肾固漏，佐以宁心。

方药：鹿衔草15g，枸杞子、阿胶、莲子、党参、芡实各12g，茯神、酸枣仁、天麻各10g，海螵蛸30g，炙甘草6g。3剂，水煎服，每日1剂，文火水煎两次，早晚两次温服。月经潮后第6天开始，连服6剂为一个疗程。

加减：腰膝酸软加杜仲。头晕加天麻。失眠加酸枣仁。心悸加桑寄生。纳差加谷芽。自汗加黄芪。目涩加菊花。腹痛加白芍。便溏加白术。耳鸣加山茱萸。

二诊（6月10日）：3剂尽淋漓止，心慌气短减轻，失眠多梦好转，腰痛亦减，舌淡苔白脉沉细，守原方3剂。

三诊（6月28日）：月经6月23日来潮，第4天显著减少，面转红润，腰微酸，仍多梦，舌淡红苔薄白，脉细有力。守上方去天麻，3剂。

四诊（7月1日）：服药第2剂，阴道出血停止，腰痛除，梦减，舌淡红苔白，脉沉有力，为巩固疗效，守上方2剂，后随访未见复发。

按语：月经的周期节律，主要取决于肾的闭藏功能，因为肾主蛰伏，为封藏之本。封藏为肾脏的功能，肾气充盛则开阖有节，当开则开，当阖则阖，月经按时而至，精血排泄适度。朱文锋明确指出："肾虚而冲任亏损，下元不固，所以月经淋漓不尽"。经水淡红，舌质淡白，脉象细弱，皆证实该病以肾虚为主因，治法多以补肾，方选鹿衔草为主，其味苦平，《神农本草经》列为上品，能"补虚益肾，治各种出血之证"。枸杞子味甘性平，滋补肝肾，胶固经血，与鹿衔草共补元阴元阳，为辅。莲子味甘涩性平，有养心健脾补肾之力，芡实味甘而涩，有补脾固肾，助气涩精之能，二药能使坎离既济，以后天滋养先天，为佐。海螵蛸味咸涩、性微温，固精敛血，兼有散瘀之用，入肾经，为使。全方无寒温之偏，无留瘀之弊，共奏助肾气以行闭藏，安血室以固经血，养心神以宁神之功。

◆ **医案 7**

典型病例：徐××，42 岁，工人，榆林市府谷县人，2014 年 5 月 3 日初诊。近 1 个月来，经期延长，每次持续半月不止，此次月经来已 40 余日，前一周出血量多，颜色深红，质黏稠而有血块，经多方治疗，仍淋漓不断，伴下腹胀痛，胸胁满闷，口苦咽干，手足灼热。舌质紫暗，脉弦数。西医诊断：功能失调性子宫出血。

辨证：气滞血瘀，郁而化热。

治则：活血化瘀，清热凉血。

方药：加减四物汤。基本方组成：黄芪、贯众炭各 30g，熟地、益母草各 15g，杭白芍、当归、三七（另冲）各 10g。用基本方去黄芪、贯众，加丹参 20g，牡丹皮 10g，香附、黄柏各 6g。

加减：根据病情，加减化裁。如量少而色暗有块，小腹胀痛，腰酸畏寒，舌质淡，苔薄，脉沉迟者，治宜温经散寒，活血化瘀，基本方加炮姜炭 6g，肉桂 3g，乌药、橘核、荔枝核各 10g。如量或多或少而色淡，气短，面色苍白，舌质淡，脉细弱者，宜益气补血化瘀，基本方加党参 30g。如量多色红，手足灼热，心烦口渴，舌质红，苔薄黄，脉细数者，宜滋阴补血，基本方加地骨皮、牡丹皮、麦冬各 10g，黄柏 6g。如量或多或少而色黑有块，小腹疼痛，痛如针刺，舌质紫暗，脉弦涩者，宜补血破血，基本方加三棱、莪术各 10g，桃仁 20g。如经来淋漓不断，腰酸腿软，头晕耳鸣，舌质淡，脉沉弱，宜补益肾气，佐以补血，基本方加续断 15g，巴戟天、枸杞子各 10g。每次月经来潮后 3 日开始服用，连服 3~6 日，视出血程度而定，每日 1 剂，每剂 2 煎，分 2 次服。

2 剂后出血减少，余症渐退，上方去黄柏、香附，加生黄芪 20g。服 6 剂血止，次月月经按时来潮，血量中等，余无不适，持续 6 天，一切正常。

按语：本方是以四物汤合当归补血汤为基础加减而成，针对功能失调性子宫出血病因，以益气补血，活血化瘀，兼清热为治疗原则。方中以补气补血药为君，以活血化瘀药为臣，以止血药为佐，以清热凉血药为使，虽不是失调性子宫出血的根治方剂，但对于经血过多，时间过长等问题的

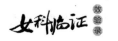

解决，无疑是十分有益的。

◆ 医案 8

典型病例： 罗××，15 岁，学生，榆林市榆阳区人，1997 年 8 月 3 日初诊。既往月经正常，今年 1 月，因经期过劳，而致经期紊乱，每隔 10 余日行经一次。现经水淋漓半月不净，量多而色深红，夹有血块，伴有头晕，烦热，下腹轻度疼痛。诊见面色萎黄，精神疲惫，舌质紫暗，苔薄黄，脉弦细数。西医诊断：功能失调性子宫出血。

辨证： 血热夹瘀。

治则： 清热凉血，化瘀止血。

方药： 地贯孩茜汤。组成：生地炭、熟地炭、贯众炭各 15～30g，红孩儿、茜草炭各 10～20g。

加减： 气虚者，加黄芪、党参。食欲减退者，加白术、山药、鸡内金、焦山楂。血亏者，加制首乌、阿胶。热重明显者，加赤芍、失笑散。每日 1 剂，加水适量，煎取两汁，上下午分服。

复诊： 3 剂后血止，腹痛亦止，唯觉疲倦乏力，原方加制首乌、党参各 15g，3 剂后诸症消失，随访至今月经正常。

按语： 崩漏是严重月经失调的一种证候，以出血为主证，崩与漏是同一疾病过程中的不同证候表现，可以相互转化，暴崩之后，气血大衰，可变成漏，久漏不止，多有脉道阻塞，必将成崩，临床应根据出血的量、色、质，结合其他症状和舌象、脉象等进行辨证。根据余临床所见，崩漏以虚证多，实证少，热证多，寒证少，夹瘀多，无瘀少，当遵守"急则治其标，缓则治其本"的原则，前人又有"暴崩宜止，久漏宜通"的说法，故治疗崩漏必须抓住出血的主要原因，不能单纯止血。地贯孩茜汤具有养血补虚、清热凉血、止血活血的功效，方中生地炭清热凉血，熟地炭养血补虚，是调经固崩之要药，现代研究证实生地具有促进血液凝固的作用。贯众炭能清热止血，可治血热妄行的多种出血症，《本草纲目》谓其能"治下血，崩中，带下"，现代研究发现其具有良好的收缩子宫、止血的作用。红孩儿能止血活血，现代研究证实其具有缩短凝血与出血时间的作用，适用于各种出血，尤其对产后出血及月经过多有显著疗效。茜草炭善于凉血止血，活血祛瘀，故可用治血热夹瘀的多种出血症，《名医别录》谓其能

"止血，内崩下血"，现代研究认为其能缩短出血和凝血时间，对子宫有兴奋作用。综观此方，补虚而不滋腻，凉血而不凝滞，止血又可化瘀。

◆ 医案 9

典型病例： 李××，女，工人，榆林市榆阳区人，18 岁，未婚，2004 年 3 月 23 日初诊。主诉：阴道反复出血 3 个月，加重 20 余天。患者于 2004 年 3 月 17 日开始阴道出血不止，曾服中药 50 余剂，西药用过黄体酮和止血药，疗效均不佳。血色深红，量多，口干，烦躁不寐，面色苍白，四肢无力，舌红苔黄，脉细数。西医诊断：功能失调性子宫出血。

辨证： 血热崩漏。

治则： 清热凉血，化瘀止血。

方药： 白地汤。组成：白头翁 90g、地榆炭 60g、生地炭 30g、白糖 60g。用法：将上方加水 1L，煎半小时取汁，再于药渣中加水 500ml，煎 20 分钟取汁，两次煎汁混合后加白糖分两次服完，每日 1 剂。1 剂流血减少，2 剂血止，连服 5 剂痊愈。一般连服 2 ~ 3 剂，即有明显的止血效果，为巩固疗效，可再服 3 ~ 6 剂。

加减： 出血过多者，加生天冬（鲜品，不去皮）120g（干品则为 30g）、血余炭 10g、棕榈炭 30g。气虚者加黄芪 30g。月经先期者加生地炭 30g。月经后期者加艾叶炭 30g。月经不定期者加柴胡 15g。疼痛甚者加延胡索 15g。血色黑有块者加炒五灵脂 12g（或益母草 30g）。出血反复发作者加生白芍 30g。

随访 1 年，月经周期正常，健康状况良好。

按语：（1）崩漏一症，历代医学家常以归脾汤，胶艾四物汤，补中益气汤为首选方药，笔者根据《济阴纲目·经闭门》"止涩之中，须寓清凉，而清凉之中，又须破瘀解结"之旨，选用白头翁、地榆炭、白糖、生地炭四药组方以治疗崩漏，盖白头翁味苦，性寒，逐瘀血，清热凉血；地榆味苦，性微寒，沉降入下焦，清热凉血，炒炭可以收敛止血；白糖味甘，微温，有调和脾胃，行血化瘀之功；生地炭养阴清热凉血。药虽四味，共奏清热凉血，止血收敛，祛瘀生新，调和脾胃之功。

（2）根据临床体会，白头翁用量不能少于 60g，最大量可用至 120g，生白芍用量不得少于 30g，天冬、白芍均宜生用，天冬生用不能去皮。

（3）本病例用药后出现停经现象，究其原因，可能与本方清热凉血作用偏强有关，但停药数月后，可自行恢复正常。

（4）出血停止后，尚需补肾，兼调肝脾，否则少数患者有复发现象。

◆ **医案 10**

典型病例： 万××，女，28岁，已婚，教师，榆林市榆阳区人，2011年12月20日入院。主诉：阴道出血淋漓不止6月余。患者于2011年6月12日因停经42天，阴道出血呈咖啡色，经本市某医院诊断为"过期流产"，行清宫术。其后因出血不止，于8月27日以"胎物残留"再次行清宫术，8月29日突然高热，寒战，以"术后感染"急诊收入某院妇科，经抗感染治疗而热退，后于9月10日再次行诊刮术，刮出残留组织5g，病理检测为"坏死脱膜组织及少量绒毛组织"。治疗后阴道出血基本停止，出院后阴道出血仍淋漓不断，夹有肉渣样组织排出，送病检结果同上。来门诊治疗，刻下见症：阴道出血时多时少，色暗红或深红，夹黑色肉渣样颗粒组织，腹痛拒按，腰痛如折，睡觉时需以枕垫其腰部缓解其痛，舌暗少苔，脉沉涩。妇科检查：子宫后倾后屈位。西医诊断：功能失调性子宫出血。

辨证： 瘀血内停。

治则： 活血化瘀。

方药： 加减失笑四物汤。组成：当归9～12g，川芎、生蒲黄（包煎）各6～9g，炒五灵脂、桃仁各10g，赤芍、生地、丹参、续断各12g。水煎服7剂，每日1剂。

加减： 小腹胀痛，血黏稠者加香附、泽兰、延胡索、郁金理气活血。量多体虚者，加黄芪、党参或太子参、阿胶、熟地益气补血。恶寒肢冷者，去生地、赤芍。人工流产后，中期妊娠引产术后，产后出血者，加益母草、泽兰叶、贯众等促进子宫收缩，排出宫内残物。合并感染者，加牡丹皮、茜草、炒大黄、红藤、败酱草等清热解毒，凉血祛瘀。子宫内膜异位，经行痛剧者，加血竭、花蕊石、三七粉化瘀止血。出血多者可用寓通于止之法，以生、炒蒲黄合用，花蕊石、川牛膝并用，平时可佐以温肾之品。子宫肌瘤者，可选用三棱、莪术、刘寄奴化瘀消癥。平时选加夏枯草、生牡蛎、浙贝、昆布等软坚散结。

按语:(1)本例患者多次行吸宫术,出血半载有余,元气大伤,本当大补,但胎物残留,久滞胞中,瘀血不去,好血难安。

(2)血贵调达通畅,恶血踞经则好血不能循经畅行,别走他道妄行出血,出血日久离经又可形成瘀滞为患,造成妇科血证淋漓不止或大崩如注,活血化瘀法能通其隧道,畅其血行,使瘀去新生。妇科血证在出血阶段而予活血化瘀之品,通因通用,既能防止瘀滞产生,又能使胞宫清静,冲任通畅,新血归经,血海自固,达到迅速止血的目的。切不可见血止血,滥用补涩、清热凉血之品导致留邪之虞。

(3)部分患者虽无腹痛,夹瘀血块,舌边尖有瘀斑等典型血瘀症状,但只要诊断为妇科出血证,均可应用本法为主治疗,仍可取效。

(4)以活血化瘀法为主治疗妇科出血证时亦当辨证分析,分别采取益气、凉血、固涩、温阳、健脾、补肾、固冲等法。必要时还应中西医结合治疗。

(5)以本法治疗妇科出血证,血止后还须调理善后,调整月经周期。

◆ **医案 11**

王×,女,29 岁,榆林市榆阳区人,2005 年 5 月 20 日初诊。患者经期血量过多,至今出血不止,色黑夹有血块,面色㿠白,口干舌燥,舌淡红苔薄白。西医诊断:功能失调性子宫出血。

辨证:气虚冲任不固,不能制约经血,经血非时妄行。

治则:凉血止血。

方药:藕节茅根汤加减。组成:藕节 20g、白茅根炭 20g、大黄 10g、黄柏 12g、茜草 12g、生地榆 15g、墨旱莲 15g、女贞子 15g、甘草 6g。3 剂,水煎服,每日 1 剂,日内频服。

二诊:3 剂后出血已止,精神稍振,已能进食,但仍述头昏,恶心欲吐,不欲饮食。

方药:藕节 20g、白茅根炭 20g、大黄 10g、黄柏 12g、茜草 12g、生地榆 15g、墨旱莲 15g、女贞子 15g、甘草 6g、藿香 12g、薏苡仁 30g、厚朴 12g。6 剂,水煎服,每日 1 剂。

三诊:头昏目眩、倦怠乏力已基本消失,患者精神振作,饮食正常,于 2005 年 6 月 20 日至经期 4 日经血量近正常而愈。

按语： 血液循于脉内，赖气固摄而不外溢。患者饮食劳倦损伤脾气，气虚下陷，统摄无权，冲任不固，不能制约经血，而发崩漏。用塞流固本为大法，血止气复而病愈。初期投以清热止血、滋补肝肾之品，更加入大黄泄热逐瘀，通因通用，实为用药之妙，后期加入理气健脾之药，使得血止病愈。

◆ **医案 12**

王×，女，32岁，农民，榆林市绥德县人，2001年3月4日初诊。患者平素性急躁易怒，月经超前，此潮已40余日，淋漓不断，在某医院按功能失调性子宫出血治疗1周无效。来门诊治疗，刻诊：漏下色红，质稠，夹有瘀块，午后面赤潮热，头晕目眩，腰膝酸痛，入夜心烦不寐，舌红苔少，脉弦细数。西医诊断：功能失调性子宫出血。

辨证： 阴虚血燥，血热妄行。

治则： 滋阴潜阳，清热固经。

方药： 龟甲15g、鳖甲15g、牡蛎15g（先煎）、龙骨15g（先煎）、生地15g、墨旱莲15g、阿胶10g（烊化）、白芍12g、焦牡丹皮10g、焦地榆10g、焦山楂10g。2剂，水煎服，每日1剂。

复诊： 服2剂后，漏下已减，瘀块亦除，潮热不寐消失，唯头晕目眩，腰膝酸痛仍存。舌红苔薄白，脉弦细。乃肝肾阴虚，冲任失守。

方药： 龟甲15g、鳖甲15g、牡蛎15g（先煎）、龙骨15g（先煎）、生地15g、墨旱莲15g、阿胶10g（烊化）、白芍12g、杜仲10g、续断10g、山茱萸12g、海螵蛸12g、焦地榆10g、焦山楂10g。6剂，水煎服，每日1剂。

按语： 素体阴虚，复加肝肾亏损，水不涵木，肝火横逆，迫血妄行。以血色鲜红，潮热咽干，少寐，舌质红，无苔或少苔，脉细数为主证，治当育阴潜阳，清热固经，用三甲复脉汤加味而取卓效。

◆ **医案 13**

李×，女，42岁，农民，榆林市榆阳区人，2005年3月28日初诊。患者婚后22载，生育3孩，流产2次，平素体弱，白带量多。3月以来，月经先后无定期，伴腰痛乏力，未曾治疗。本次经期过后两周，因负重劳累，突然阴道下血如崩，初显紫色，继而色淡量多，面色苍白，自汗淋漓，气短懒言，精神疲惫，舌淡苔白，脉芤软。西医诊断：功能失调性子宫出血。

辨证： 耗伤气血，冲任不固。

治则： 补气摄血。

方药： 红参10g、炙黄芪15g、熟地15g、龙骨15g（先煎）、牡蛎30g（先煎）、当归10g、白术10g、山茱萸10g、五味子10g、茯苓10g、阿胶10g（烊化）、焦地榆15g、枸杞子15g、棕榈炭15g。2剂，水煎服，每日1剂。

复诊： 血崩已停，自汗亦止。唯漏下淡红，淋漓不绝，心悸乏力，食欲欠佳，头晕眼花，舌淡苔白，脉虚大无力。治宜益气摄血。

方药： 红参10g、炙黄芪15g、熟地15g、远志15g、白术10g、肉桂10g、陈皮10g、茯苓10g、阿胶10g（烊化）、棕榈炭15g、枸杞子15g、墨旱莲15g、海螵蛸12g。15剂，水煎服，每日1剂。

15剂后获愈，随访6年未曾复发。

按语： 饮食劳倦或思虑过度，以致心脾受损，中气下陷，统摄失权，冲任不固，遂致崩中暴下，病情危重，故急则治其标，投以补中益气、收敛止血之方以治之。后期血出淋漓不绝，色淡红质清，面色苍白或萎黄，倦怠思卧，气短心悸，舌淡苔薄白而润，脉细弱或虚大无力。治当益气补血，固摄冲任以治本。方用补中气益气汤合固气汤加减为对症之治，故能收效。

◆ **医案 14**

杨×，女，25岁，已婚，工人，定边人，2012年8月5日初诊。患者素体健壮，放环两周，3日前因情志不舒，遂致血行如崩，血色紫暗，夹有瘀块，腥臭稠黏，颧红目赤，口苦而干，渴喜冷饮，烦躁失眠，小腹胀痛，按之痛甚，大便不畅，小便色黄。舌红苔黄腻，脉弦数。西医诊断：功能失调性子宫出血。

辨证： 相火妄动，蕴结胞宫，血热沸溢，属崩漏之实热证。

治则： 凉血清热。

方药： 清热固经汤化裁。组成：生地35g、白芍15g、地骨皮15g、龟甲15g、当归10g、牡丹皮10g、黄芩10g、阿胶12g（烊化）、焦地榆

12g、棕榈炭 12g、白茅根 30g、甘草 6g。2 剂，水煎服，每日 1 剂。

二诊：隔日复诊，药后出血大减，余症好转，唯大便艰涩，食欲尚差。

方药：生地 35g、白芍 15g、地骨皮 15g、龟甲 15g、当归 10g、牡丹皮 10g、黄芩 10g、阿胶 12g（烊化）、焦地榆 12g、棕榈炭 12g、白茅根 30g、酒大黄 10g、甘草 6g。2 剂，水煎服，每日 1 剂。

三诊：继服 2 剂，出血停止，大便通，食欲略好转。嘱继续口服丹栀逍遥散，疏肝养血，清热和营以善其后。

按语：素体阳盛或过食辛辣，热郁于内，血热沸溢，迫血妄行。临证以血色鲜红或深紫，气腥臭，心烦口渴，舌红苔黄，脉弦数为辨证要点，属血热之崩漏，治以清热泻火，凉血止血，清热固经汤化裁乃对症之方。

◆ **医案 15**

李 ×，女，35 岁，已婚，干部，榆林市榆阳区人，2011 年 8 月 7 日初诊。自述 40 天前因月经先期，白带量多，腰痛，在当地医院更换节育环。数日后突然血崩量多，虽用止血药减轻，但却漏下淋漓不断，历时月余，色黑夹块，小腹痛拒按，腹胀头晕，神疲乏力，面色不华，食欲减少，二便正常。舌质紫有瘀点，脉沉涩。西医诊断：功能失调性子宫出血。

辨证：气滞血瘀而以血瘀为主。

治则：活血祛瘀，佐以理气。

方药：当归 10g、川芎 10g、桃仁 10g、焦蒲黄 10g、延胡索 10g、丹参 15g、赤芍 15g、香附 12g、红花 6g、甘草 6g。3 剂，水煎服，每日 1 剂。

复诊：漏下得止，腹痛亦除，唯面色萎黄，气短乏力，心悸多汗，少寐多梦，白带量多，质清无臭，舌淡苔薄白，脉沉细无力。观其证显系心脾气血亏虚。

方药：党参 15g、黄芪 15g、熟地 15g、白术 10g、当归 10g、肉桂 10g、茯神 8g、远志 8g、木香 6g、陈皮 8g、甘草 6g。10 剂，水煎服，每日 1 剂。

10 余剂后，诸症悉除，随访 4 年未复发。

按语： 崩漏多由郁怒伤肝，血随气滞，或恶露未尽或坠胎残留，气血凝滞，壅塞脉道，遂致瘀血不祛，新血不得归经，溢而妄行。此患者系环停宫腔内，致瘀血内停，治当行气活血，祛瘀生新。方选桃红四物汤合失笑散加减常能得到满意疗效。

◆ **医案 16**

高 ×，女，36 岁，工人，榆林市佳县人，2013 年 5 月 13 日初诊。由 35 岁始得经病，至而不止，每达半月之久，致少气无力，胃纳不佳，脉沉细，舌淡红。西医诊断：功能失调性子宫出血。

辨证： 气不摄血，瘀血内停。

治则： 益气养血，活血化瘀。

方药： 黄芪 30g、当归 10g、桑叶 10g、三七 10g（另冲）。3 剂，水煎服，每日 1 剂。

复诊： 3 剂后经量减少，少有血块，再进 3 剂经净，之后大补气血。随访 3 年未复发。

按语： 综观崩漏病因不外乎气血两虚及瘀血不利，治拟黄芪、当归益气养血，三七活血化瘀，少佐桑叶疏理气机，标本兼治方能奏效。

◆ **医案 17**

方 ×，20 岁，学生，榆林市榆阳区人，2009 年 4 月 3 日初诊。患者 15 岁月经初潮，之后一直不调，每次行经均淋漓两三个月才干净，经尽 1 周后，又再次出血，血量偏少，色淡红，伴腰酸头昏，心慌心悸，记忆力衰退等，久治罔效。末次月经共持续 2 个月，刻下经尽 1 周，脉弱，舌淡，苔白，舌边有齿痕。西医诊断：功能失调性子宫出血。

辨证： 脾肾亏虚，冲任不固。

治则： 健脾固肾，益气摄血。

方药： 黄芪 12g、茯苓 12g、山药 12g、党参 9g、炒白芍 9g、焦白术 9g、陈皮 9g、续断 9g、桑寄生 6g、五味子 6g、菟丝子 6g。5 剂，水煎服，每日 1 剂。

二诊： 服药 5 剂后，腰痛减轻，饮食增加，精神渐振作，月经未见先期来潮，原方加味继续服用。

方药：黄芪 12g、茯苓 12g、山药 12g、党参 9g、炒白芍 9g、焦白术 9g、陈皮 9g、续断 9g、桑寄生 6g、五味子 6g、菟丝子 6g、干姜 6g。7 剂，水煎服，每日 1 剂。

三诊： 月经于 5 月 6 日来潮，经量增加，经色转红，为防崩漏复发，投引血归经汤 5 剂，经行 4 天干净，量中等，色红。

按语： 室女崩漏，当咎肾气不足，后天未充，益肾藏精，脾统血，二者共合先后天之本，在女子则与月经正常与否关系密切。《景岳全书·妇人规》谓："调经之要，贵在补脾胃以资血之源，养肾气以安血之宝，知斯二者，则尽善矣。"而本方正是脾肾双补，先后天共治，故收良效。妇人崩漏，不外乎脾虚、肾虚、血热、血瘀而导致冲任不固，不能制约经血，子宫蓄溢失常，经血非时妄行而发病。治拟辨其虚实寒热，活用塞流、澄源、复旧三法，以固经活血化瘀、益气补脾调肾而治之。

◆ **医案 18**

典型病例： 王××，19 岁，学生，榆林市榆阳区人，1997 年 11 月 15 日初诊。患者 15 岁月经初潮，周期为 20～22 天，每次行经 8～10 天，经量时多时少，有时兼有血块，平素腰酸腿软，曾服六味地黄丸、乌鸡白凤丸及多种中医药止血剂，无明显效果。近 1 年来，每次经期持续 10～14 天，量多色淡红，夹有少许血块，面色萎黄，头晕心悸，身体疲乏，饮食无味，食后腹胀，大便溏薄，小便清长，腰背酸痛，小腹胀痛拒按，四肢厥冷。舌苔薄白，舌质紫暗，脉细弦涩。西医诊断：功能失调性子宫出血。

辨证： 脾虚崩漏。

治则： 收敛止血，凉血活血。

方药： 截崩斩漏汤加减。组成：赤石脂 40～60g、血余炭 10～15g、陈棕炭 20～30g、乌梅炭 15～30g、地榆炭 15～40g、熟军炭 2g、仙鹤草 30～60g、焦白术 10～30g、阿胶 15～60g（烊化）、云南白药 4g（分 3 次冲服）。每日 1 剂，煎取浓汁 200～300ml，分 3 次服。

加减：（1）脾肾阳虚：症见面浮舌淡，畏寒肢冷，大便晨泄，腰背酸痛，月经淋漓，或量多夹少量血块，血色稀淡。原方去阿胶、地榆炭、熟军炭，选加淫羊藿、仙茅、鹿角霜、牛角、艾叶炭、炮姜炭、巴戟天等。

（2）阴虚血热：症见头晕目眩，五心烦热，口燥咽干，性急易怒，失眠多梦，腰酸膝软，大便干结，月经量多，血色鲜红，舌红少苔，脉来细数。原方去焦白术、陈棕炭，选加龟甲、麦冬、天冬、玄参、生地炭、牡丹皮炭、焦栀子等。

（3）气血两虚：症见面色苍白或萎黄，头发干枯，自汗气短，眩晕心悸，纳减便溏，小腹坠胀，舌质淡红，边有齿痕，脉来细软，经血淋漓不止，或经量如崩，血色淡红。原方去地榆炭、熟军炭，选加人参、党参、黄芪、紫河车、升麻炭、龙骨、牡蛎、海螵蛸。

二诊（11月20日）：服上方后血量明显减少，饮食增加，小腹胀痛基本消失，大便正常。前方加鹿角霜20g、炮姜炭6g、续断30g。4剂，水煎服，每日1剂。

三诊（11月25日）：经血已止，腰背酸痛明显减轻，食后无饱胀感，小腹按之无胀痛，手足转温，唯仍感头晕心悸，面色萎黄，拟健脾益肾，填补精血以善后。紫河车120g、黄芪60g、当归12g、白术30g、酸枣仁30g、枸杞子30g、制首乌60g，分别研极细末混合均匀；熟地250g、淫羊藿90g，浓煎汁；将上药制为丸，每次服5g，每日2次，经期停服。

1979年4月随访：诸症皆消失，月经按期来潮，经量正常，行经3～5天，4年沉疴得以痊愈。

按语：室女崩漏，崩者以实证居多，漏者以虚证居多，实则多以胞宫血瘀，冲任血热为主，虚则多为阳气不足，中气下陷，阴精亏失所致，与心脾肝肾关系密切，其关键在于肾。截崩斩漏汤选用赤石脂固摄冲任，急塞其流；陈棕炭收敛止血；乌梅炭涩血止漏，兼有清热养阴之功；熟军炭推陈致新，化瘀止血；地榆炭凉血止血；血余炭化瘀止崩；云南白药功擅止血，化瘀止痛，治室女崩漏，奏效迅捷；阿胶填补冲任之经血，具有较好的止血之功；仙鹤草具有补肾止血之效；白术健脾益气为佐使之品。纵观全方，既能收敛止血而截崩斩漏以治其标，又能凉血活血清涤胞中离经之瘀血，达到澄源固本之目的。适当配以补益之品，使祛邪固摄与扶助正气之药浑为一方，故临床用于治疗室女崩漏，每收捷效。

◆ **医案 19**

典型病例：李××，24岁，农民，榆林市榆阳区人，2003年3月11

日初诊。患者诉月经淋漓不断两旬，既往经期颇准，量、色、质均无异常，本次月经如期来临，前4天亦属正常，嗣后则绵绵不绝，量少色暗，少腹疼痛，口干欲饮。曾经到某保健院行诊刮术，诊断为子宫内膜炎，刻诊：舌质红，苔薄白，脉细数。春节期间，经水未净而同房。

辨证：热克血分，瘀蓄胞宫，经漏不止。

治则：清热化瘀。

方药：清海止漏汤。组成：赤芍10g，牡丹皮、刘寄奴、阿胶各10g，地丁草24g，木贼12g，生蒲黄、炒蒲黄各15g（包），鹿角霜30g，荆芥炭5g。上方服3剂，出血止。

按语：经漏不止，多由不注意经期卫生，经期或产褥期同房引起，多属现代医学子宫内膜炎。余所治患者，均有下血持续半月以上，量少，色暗以及腹痛，舌红，脉细数等症状，其病机属于瘀滞血热，暴崩宜补，久漏宜清，因此，治疗的关键在于清热化瘀，对于脾虚不能统血所致的崩漏，则不宜使用本方。

经断复来

◆ 医案

典型病例：康×，女，52岁，子洲人，2013年3月30日初诊。患者46岁经血断绝至今6年之久，近1个月经血复来，淋漓不断，曾做过治疗，服中药少效。近10天来，伴有头晕耳鸣，自汗疲乏，腰膝酸软，面色㿠白。舌质淡，苔白，脉沉细。

辨证：肾气虚弱，不藏中阳，气不摄血。

治则：补益肾气，升提固涩。

方药：党参18g、菟丝子18g、侧柏炭18g、地榆炭18g、黄芪18g、枸杞子10g、山茱萸10g、升麻10g。3剂，水煎服，每日1剂。

复诊：药后血量减少，唯有自汗，头昏耳鸣、腰酸困未消，面白神疲，脉细弱。

方药：党参18g、菟丝子18g、侧柏炭18g、地榆炭18g、黄芪18g、枸杞子10g、山茱萸10g、升麻10g、巴戟天8g。6剂，水煎服，每日1剂。

回访：6剂经止，嘱服老安汤（《傅青主女科》）回经，药物组成：党参 30g、生黄芪 30g、熟地黄 30g、炒白术 15g、当归 15g、山茱萸 15g、阿胶 9g、黑芥穗 6g、生甘草 3g、香附 6g、木耳炭 6g。

随访此后再未复来。

按语：本病系老年肾虚，绝经复来，是由肾中阳气不足，脾阳失运，气不摄血，故下血淋漓不断，采用补肾益气，升提固涩之药施治，使肾阳得充，脾土自温，土温固守，摄血有力而经自回。值得一提的是此方用药，在补肾温阳益精之中投以升麻，一来升提阳气，二来以助回血，妙哉。

经行身痒

◆ 医案

典型病例：张 ×，女，农民，榆林市榆阳区人，23 岁，1995 年 4 月 18 日初诊。经前期瘙痒 5 年，近半年加重，彻夜难眠，痛苦不堪，皮肤较干燥，周身有搔抓后留下的色素沉着斑。舌质淡，苔薄白，脉沉细。

辨证：血虚风燥。

治则：活血补血，祛风止痒。

方药：当归饮子加减。组成：当归、白芍、生地、防风、牛蒡子各 12g，川芎、蒺藜、荆芥、何首乌、薄荷、蝉蜕各 9g，黄芪 12g。于经前 5～8 天水煎服，每日 1 剂，连服 10 剂；下次月经来潮前 5～8 天，再服 10 剂，连服 3 个月经周期为一个疗程。

按语：经前期瘙痒，现代医学对其病因的认识尚未明确，但多数学者认为其与激素的周期改变及绒毛膜促性腺激素的排出有关。一般以激素类药物为主要治疗手段，控制症状有效，但较难根除。当归饮子对本症的治疗不仅有效，而且疗效巩固。

闭经

◆ 医案 1

典型病例：王 ×，女，31 岁，已婚，工人，榆林市佳县人，2013 年 3 月 17 日初诊。夫妻反目不和后，月经未至 3 个月。平素咽中有异物感，两胁不适，乳房胀痛，经未至且小腹疼痛，口苦，默默不欲饮食，舌质暗红苔白，脉弦滑。

辨证： 肝气郁结，气滞血凝。

治则： 疏肝解郁，活血化瘀，理气调经。

方药： 柴胡 8g、白术 10g、半夏 10g、延胡索 10g、茯苓 12g、川楝子 12g、香附 6g。3 剂，水煎服，每日 1 剂。

二诊： 服药后痛止，经水点滴而下，仍有经前及行经乳房胀痛，脉弦细。

方药： 柴胡 8g、白术 10g、半夏 10g、延胡索 10g、茯苓 12g、川楝子 12g、香附 6g、瓜蒌 18g。3 剂，水煎服，每日 1 剂。

三诊： 经期已过，诸症愈，继 3 剂巩固，观下次月经情况。

四诊： 月经来潮，无大异常，不予服药，随访半年，每月均至。

按语： 七情所伤，致肝气郁结而诱发，肝木克脾土，影响冲任，血海不足，气郁血瘀，经凝而闭，采用柴胡、川楝子、香附等疏肝解郁，延胡索活血止痛，茯苓、白术、半夏等理气健脾，使脾阳升运，肝血濡布，血海充盈，经自下。

◆ **医案 2**

典型病例： 淡 ×，28 岁，女，榆林市米脂县人，农民，2012 年 4 月 3 日初诊。于 2009 年中秋分娩，产时大出血，渐觉头昏易倦，腰酸腿软，乳汁渐次减少，半年后无乳育儿，但经闭迄今不潮已数年。其间曾人工调控月经周期，仅能按期流少量血性分泌物。后经榆林某医院确诊为希恩综合征，头昏乏力，腰腿酸软，性欲淡薄，头发、腋毛、阴毛渐次脱落稀少。舌淡，苔薄白，脉沉细，两尺无。

辨证： 肾气虚损，营血衰少，血海空虚而致血枯经闭。

治则： 填精补肾，养血调经。

方药： 当归 10g、生地 10g、川芎 10g、肉苁蓉 12g、黄芪 30g、炙甘草 9g。30 剂，水煎服，每日 1 剂。嘱其守方服药，服药月余。

二诊： 1 个月后复诊，患者腰腿酸软减轻，月经未潮，苔薄白、质淡红，脉沉细，尺脉应指。

方药： 当归 10g、生地 10g、川芎 10g、肉苁蓉 12g、黄芪 30g、炙甘

草 9g、牛膝 12g、泽兰 15g。21 剂，水煎服，每日 1 剂。

三诊：月经来潮，量少色淡，略感头昏腰酸，脉细，苔薄白。

方药：五子衍宗丸，每日两次，每次 9g。以太子参 15g、炙甘草 12g，煎汤送服，经服丸、汤近半载，月经每月按时而至，毛发生长，诸症消失而获愈。

按语：五子衍宗丸，味厚质润，既能滋补阴血，又蕴含生生之气，性平偏温，擅于益气温阳。方中菟丝子温肾壮阳力强；枸杞子填精补血见长；五味子五味皆备，而酸味最浓，补中寓涩，敛肺补肾；覆盆子甘酸微温，固精益肾；妙在车前子一味，泻而通至，泻有形之邪浊，涩中兼通，补而不滞。当归、生地、川芎、黄芪养血和营，肉苁蓉补肾益精，立法严谨，配伍巧妙，实为填补精气，益肾固涩之良方。据此方义，凡因肾气虚衰而致妇科诸疾者，皆宜此方化裁。

绝经前后诸证

◆ 医案 1

典型病例：支××，女，50 岁，干部，榆林市榆阳区人，2003 年 5 月 23 日就诊。近 1 个月以来月经先后无定期，量时多时少，自觉头晕，腰酸乏力，阵发性颈面部烘热，两胁胀满，少腹时痛，性情急躁易怒，夜间多梦少寐。经某医院妇科检查诊断为更年期综合征，中西药治疗效果欠佳。舌质淡红，苔白微腻，左脉沉细，右脉微弦。

辨证：精血不足，肾气已衰，肝气郁结，冲任失调。

治则：补益肝肾，疏肝解郁，调理冲任。

方药：定经汤加减。组成：菟丝子、夜交藤、白芍、当归各 30g，熟地、山药各 15g，白茯苓 10g，黑芥穗 6g，柴胡 15g，香附 10g。5 剂，水煎服，每日 1 剂。

加减：眩晕，眼睛干涩者，加菊花 20g、枸杞子 10g。头晕，腰酸，经量多者，加女贞子 15g、墨旱莲 30g。头痛，舌有瘀点者，加川芎 15g、丹参 30g。失眠多梦者，加酸枣仁 10～20g、柏子仁 15g。心烦易怒，舌红者，加栀子 10g、枸杞子 15g、酸枣仁 10g。畏寒，乏力，肢体疼痛，舌淡者，加淫羊藿 15g、黄芪 30g。两胁胀满，小腹时痛者，加香附至 20g。

面部潮红，舌红者，加生地 15g，知母、黄柏各 10g。苔腻纳差者，去熟地，加陈皮 10g。

复诊（5月30日）：上方连服 6 剂后，头晕、烘热、胁胀、失眠多梦等症状减轻，嘱咐其继续服用。患者共服上方 20 余剂，诸症明显减轻，月经已停止半年多。

按语：妇女更年期综合征的病变部位在肝肾，病变性质主要是精血衰少。因此而产生阴损及阳，阴虚阳亢，肾虚肝郁等变化。定经汤可治疗"经水先后无定期"，用于妇女更年期综合征。由于该方有补肾调肝之功效，加之随证灵活化裁，临床疗效比较显著。方中黑芥穗虽然有引诸药入血的作用，但嫌其有升散之弊，临证应用时应斟酌利弊，随症加减。

◆ **医案 2**

典型病例：张 ××，57 岁，干部，榆林市榆阳区人，绝经 9 年，病起 8 年。每日烘热汗出十余次，以上半身为主，伴有心烦易怒，失眠，急躁，口苦口干，心悸，曾服中药 2 个月无效。舌淡，脉弦。

辨证：肝肾阴虚，肝火上炎。

治则：清心平肝，调和阴阳。

方药：清心平肝汤加减。组成：黄连 3g，麦冬 9g，白芍、白薇、丹参各 10g，龙骨 15g，酸枣仁 12g。水煎服，每日 1 剂，每日 3 次，连服 1 个月为一个疗程。

服药 7 剂，心烦好转，烘热汗出由十余次减到每日 5 次。原方继续服用 14 剂，烘热汗出白天已除，夜里尚有 3~4 次，再以原方更进 7 剂，烘热汗出偶见于晨间，余症悉除。

按语：更年期综合征属身心医学范畴，其发病不但有生理因素，而且与精神因素密切相关。临床许多患者常常在情绪激动或紧张时症状就会频繁发作，而且部分患者在开始发病时，常有家庭、生活和工作等引起的情志不快和紧张等诱因。中医学认为，心主神明，肝主情志，心肝两脏在调节精神情志中起着主要作用。心属火，肝属木，火木之性皆易升发，汗为心之液，心火内灼，迫液外泄，肝火上炎，故烘热汗出，且以上半身为主。心悸心慌，心烦易怒，失眠均为心肝火旺，扰乱神明所致。针对这一病机及中医辨证，从心肝论治，以清心平肝为法，临床取得了显著疗效。

带下病

带下病主要指带下的量明显增多或减少，色、质、气味发生异常，或伴全身、局部症状者。

带下病病因病机有以下四点：一因气虚，脾精不能上升而下陷；二因胃中湿热及痰，流注于带脉，溢于膀胱，故下浊液；三因伤于五脏，而下五色之带；四因风寒入于胞门，或中经脉，流传脏腑而下。然带下有赤白之分，赤者属血属热，热入小肠而成，若实热郁结，则为赤白兼下；白者属气属寒，寒入大肠而成，因血少复亡其阳，故白滑之物下流。亦有湿痰流注下焦，或肝肾阴淫之湿，或缘惊恐而木乘土位，浊液下流，或色欲太甚，肾精亏损之故。

此外，余以为现代医学的各类阴道炎、子宫颈炎、盆腔炎及妇科肿瘤等疾病引起的带下均可归纳为中医带下病范畴，可辨证施治。

带下过多

◆ 医案 1

典型病例：冷××，女，38岁，教师，榆林市绥德县人，2016年8月5日初诊。带下淋漓不断，色赤，量多，味臭，已3年余。伴腰酸痛，夜间尤甚，少腹隐痛，头昏神疲。妇科检查为慢性宫颈炎。舌质暗，苔黄腻，脉弦微数。

辨证：肾虚带下兼肝郁。

治则：益肾通络，理血调气。

治疗方法：刺络拔罐法。

（1）取穴：主穴用十七椎下，腰眼；配穴用八髎穴周围之脉络。

（2）操作：患者取俯卧位，全身放松，局部常规消毒。用消毒之三棱针迅速刺入穴内，出针后立即拔罐，留罐5~10分钟。之后用2%碘酒棉球消毒针孔，根据病情3~5天复诊一次。

（3）对病程较长之部分病例，配合中药治疗，基本方为：山药15~30g、生龙骨15g、生牡蛎15g、茜草10~15g、海螵蛸15~30g、苍术10g、白术10~15g。水煎常规温服。加减：带下腥冷者，加炮姜、黑芥穗、白鸡冠花。臭秽色黄者,加黄柏、车前子、白果。赤带者,加牡丹皮、白芍、红鸡冠花。腹胀痛者,加王不留行、延胡索、川楝子。腰酸痛者,加杜仲、续断、枸杞子。头昏,失眠心悸者,加何首乌、黄精、酸枣仁。发热者,加金银花、蒲公英。阴痒者,加百部、苦参、蛇床子。

复诊(3天后):当晚患者即感觉全身轻松,睡眠甚好。次日带下减少大半,两周共治疗3次,其病痊愈。

按语:带下病为妇女生殖器官多种炎症所致。中医认为病因以寒、虚、湿热为主。病机与脾、肝、肾三脏及冲、任、督、带诸脉有直接关系。所以治疗时,取经外奇穴十七椎下及腰眼穴为主,配以属足太阳膀胱经的八髎穴,因三者皆位于腰及骶部,实为冲、任、督、带诸脉与足太阳膀胱经孙络聚会集结之处。脏腑气血失调,冲任受损,累及带脉,即可通过经脉的传导功能反映于诸络脉聚集的腰骶部。根据上述认识,采用刺络拔罐法可使气血通畅,经脉流行,脏腑调和,带下自止。部分病例配合中药治疗有相得益彰之效。

◆ **医案2**

典型病例:陈××,女,45岁,农民,榆林市榆阳区人,2000年初诊。带下4年,色白质黏稠,量多气腥,阴痒,伴头晕乏力,神疲畏寒,口淡,纳食不香,形体消瘦,腰酸。妇科检查为慢性盆腔炎。病羁数年,求诊于余。舌质淡胖,苔白润,脉滑缓弱。

辨证:任脉带脉失约,脾肾虚损。

治则:健脾益肾固涩,清热燥湿止带。

方药:易黄汤为主方,酌情加减或内服外洗等配合。易黄汤组成:炒山药、芡实各30g,盐水炒黄柏6g,车前子3g,白果10g。头晕乏力,神疲体倦,脉弱无力明显者,合补中益气汤加减。伴痛经,乳胀,胁痛明显者,加香附10~20g,酒白芍、当归各15g,郁金、柴胡各10g。腰部酸痛明显者,加菟丝子10g,续断、杜仲各15g。口苦心烦心痛,尿黄明显者,加柴胡12g,龙胆草、栀子、黄芩各10g,车前子加至15g。

伴有阴痒者,以苦参、蛇床子各30g,花椒、枯矾(明矾亦可)各10g,水煎外用熏洗阴部。均嘱咐其要注意阴部卫生,服药期间慎鱼腥,忌腌菜与生冷等物。

按语：傅氏在易黄汤下指出："此不特治黄带也，凡有带病者，均可治之。"方中山药、芡实均入脾、肾经，具有健脾益肾，固肾涩精之功，又专补任脉之虚，妙在标本兼顾，是为主药。车前子渗湿于下，加白果引入任脉之中，收涩止带更为便捷。凡带下多脾湿，湿久必伏生热之虞，故用黄柏清肾中之火，诸药配合，实已掌握治带之要，酌情加减，对于各种带下自能泛应曲当，获得佳效。

◆ **医案 3**

典型病例：杨××，女，40岁，榆林市府谷县人，农民，1999年3月10日初诊。1992年，患者行人工流产后当夜腹痛，出血量多，经对症治疗好转以后，每值经期下腹坠胀疼痛，伴腰膝酸软，经中西药治疗效果不显。同年10月，行避孕环放置术后诸症加重，白带量多，色白夹血丝，月经淋漓1个月未净，本地某医院诊断为子宫内膜炎，用消炎止血药后月经周期基本正常，但下腹疼痛时发时止。3天前下腹坠胀，疼痛剧烈，有灼热感，白带量多，色黄，有臭味。月经2个月未来潮。舌淡，边有瘀点，苔薄黄，脉沉弦。妇科检查：阴道潮红，脓性分泌物多。宫颈肥大充血。宫体后位偏大，质地稍硬，活动差，压痛（++）。附件双侧增厚，压痛。西医诊断：慢性盆腔炎急性发作。中医诊断：①癥瘕；②带下病。

辨证：瘀热内蕴。

治则：清热解毒，化瘀止痛。

方药：二丹败酱汤。组成：丹参、败酱草、赤芍、延胡索、茯苓各15g，桃仁、牡丹皮各12g，香附6g。上方加水1 000ml，浸泡30分钟，武火急煎后用文火煎至300ml，每日1剂，分两次服，12天为一个疗程。

加减：带下量多者，可加芡实、薏苡仁、车前子。月经量多者，加茜草、益母草、贯众炭。腰酸痛者，加续断、狗脊。闭经者，加川芎、牛膝。妇科检查触及包块者，加三棱、莪术。下腹冷痛者，加茴香、桂枝。腹胀痛者，加乌药、川楝子。阴痒者，加苦参、蛇床子。大便干燥者，加大黄、芒硝。气虚者，加黄芪、人参、白术。

按语：慢性盆腔炎患者常因下腹坠胀疼痛，腰骶酸痛，月经不调，痛经，带下量多，不孕等来诊。辨证多为湿热内阻或气血凝滞胞宫，影响冲任。治以清热利湿，化瘀止痛为法。二丹败酱汤中丹参、牡丹皮、败酱草清热解毒，祛瘀止痛；香附、桃仁、赤芍、炒延胡索活血祛瘀，行气止痛；茯苓利水渗湿。诸药合用可使湿去热清，癥瘕消失，而诸症除。现代药理研究发现丹参能够改善微循环，促进血肿包块的吸收，镇痛并防止组织粘连，对金黄色葡萄球菌、大肠埃希菌等有较强的抑制作用。牡丹皮、败酱草对金黄色葡萄球菌、链球菌、大肠埃希菌等有抑制作用。香附、赤芍、延胡索有镇痛、镇静、抗炎、解毒的作用。茯苓可提高机体免疫力。

◆ 医案 4

典型病例：孟××，女，36 岁，干部，子洲人，2015 年初诊。患者带下量多，质稀如水，气臭，阴痒，终日要用卫生巾，痛苦甚极，在某医院确诊为滴虫性阴道炎，先后经用甲硝唑、氯己定栓剂疗效不显。刻下：带多阴痒，头晕神疲，胸闷、心烦，腰酸，小腹部急胀，尿频尿急，面色萎黄，舌苔薄黄，质偏红，脉细弦滑。妇科检查：卫生巾上有中等量淡黄色分泌物，外阴已产式，阴道充血，有多量黄色泡沫样分泌物，宫颈充血，宫体后位，正常大小，双侧附件未见异常。

辨证：湿热下注，带脉失约。

治则：清利湿热止带。

方药：以"阴道冲剂"冲洗。组成：苍术、百部、蛇床子、黄柏、苦参、连翘各 15g，荆芥 10g，枯矾 5g，土槿皮 15g。用法：上药浓煎成 250ml 药液，对已婚妇女作阴道冲洗，每日 1 次，每 6 次为一个疗程，患者采取截石位，用窥阴器暴露宫颈先用浸泡药液的棉球擦洗阴道，后进行冲洗，冲洗后用消毒棉球擦干阴部即可。严重者，除冲洗外，还嘱咐患者自行浸泡，以增强疗效，有条件的可以一天冲洗两次，效果更佳。

一个疗程后检查滴虫呈阴性。再连续用一个疗程，诸症均除，迄今 1 年未再复发。

按语：（1）各种阴道炎、宫颈炎主要临床表现均为带下量多，或阴部瘙痒，属中医学"带下""阴痒"。所谓带下者，"阴中有物，淋漓而下也"。"带下""阴痒"的起病原因虽然不尽相同，但多与"湿"或"热"有关。从现代医学的观点来看，部分是感染滴虫、真菌以及宫颈炎症所引起，所以治疗时除了辨证施治，内服中药以外，必须采用局部用药，直达病所，收效显著。

（2）用"阴道冲剂"冲洗阴道，方便简单，经济易行，疗程短，这是"阴道冲剂"易于临床推广的重要因素之一。

（3）在对部分患者的随访中，笔者发现滴虫性阴道炎近期疗效满意，部分患者容易复发，其原因可能为：一是交叉感染，二是"阴道冲剂"的pH值较高，对滴虫的抑制、杀灭不利，故治疗期间患者应避免性交，男方同时用药，这是降低复发率的有效方法。

（4）慢性宫颈炎患者，宫颈柱状上皮异位者，接触时易导致创伤性出血，故暴露宫颈时尤须注意避免接触性出血，这样有利于疾病的痊愈。

◆ 医案5

典型病例： 谢×，女，50岁，子洲人，农民，2012年8月30日初诊。患者平素喜食生冷，患胃病5年，经常腹胀痛，纳呆，白带量多，带下色白如涕，无气味，面色无华，四肢倦怠欠温，时有下肢浮肿。舌质淡红，苔白腻，脉濡滑。

辨证： 寒湿伤脾，运化失常。

治则： 健脾益气，除湿止带。

方药： 山药30g、白术30g、党参10g、苍术10g、车前子10g（另包）、荆芥3g、柴胡3g、陈皮3g、炙甘草3g。3剂，水煎服，每日1剂。

二诊： 药后白带量少质黏，渐转至正常，面色渐好转，四肢自不觉寒凉，但触之仍欠温，以原方加减继服之。

方药： 山药30g、白术30g、党参10g、苍术10g、车前子10g（另包）、肉苁蓉10g、荆芥3g、柴胡3g、陈皮3g、炙甘草3g。3剂，水煎服，每日1剂。

三诊： 白带量少许，且胃痛略有好转，再进7剂巩固而愈。

按语： 本病素因由脾胃虚弱，又食生冷而致脾气损伤，湿浊停聚，流注下焦，伤及任带，任脉不固，带脉失约，而致带下量多。用益气健脾、除湿止带之完带汤标本兼治，使脾健、湿运、带自止。

◆ 医案6

典型病例： 吉××，女，30岁，农民，榆林市绥德县人，2008年3月来诊。1年前曾行人工流产，此后即带下量多，绵绵无尽期，经多种中西药物治疗，均收罔效。带下色黄质稠，气味稍臭，阴中不时作痒，腰酸困痛，经期及房事后加重。妇科检查：外阴正常，阴道分泌物增多，子宫颈肥大，子宫常大，双侧附件未见异常。宫颈刮片检查：未见癌细胞。

辨证：湿毒蕴结。

治则：燥湿，杀虫，止带。

方药：（1）带下栓Ⅰ号：五倍子、蛇床子、炒艾叶各15g，雄黄、枯矾、杏仁各10g。将上药研为细末，过120目筛，炼蜜为丸，如梭状，每丸重15g，装入纱布袋内，纳入阴道两寸许，3日后更换。

（2）带下栓Ⅱ号：五倍子、蛇床子各15g，轻粉、枯矾、雄黄、黄柏各10g。制作方法同带下栓Ⅰ号。纳入阴道2.5寸许，3日后更换。用药期间忌食辛辣油腻食物，带下栓Ⅰ号适用于白带，Ⅱ号适用于黄带。

按语：带下病是指带下量多和颜色、质地、气味发生变化，或伴有全身症状者。带下呈黄白两色，黄色者伴有臭味，并均有外阴和阴中瘙痒，只是程度不同。带下栓Ⅰ号、Ⅱ号均为炼蜜为丸，其目的是缓和其毒性，并用纱布袋装之避免药物与阴道黏膜直接接触而受损伤。笔者认为，带下病均为湿邪作祟，只是寒热不同，带下栓Ⅰ号偏于温热，适用于寒湿引起的白色带下病，故用五倍子、雄黄、枯矾、炒艾叶、蛇床子、杏仁温化寒湿，燥湿杀虫。带下栓Ⅱ号针对湿热带下，适用于黄色带下病，故去炒艾叶、杏仁，加黄柏、轻粉，以清热燥湿，杀虫，对白念珠菌、葡萄球菌、链球菌有杀灭或抑制作用，并能增强网状内皮细胞的吞噬功能，抑制白带分泌。用此药后使局部血液循环得到改善，对黏膜的再生起到了促进作用。

◆ **医案 7**

典型病例：杨××，25岁，工人，榆林市榆阳区人，1996年初诊。患者白带增多2年余，色淡黄，呈黏液状，有腥味，略臭，伴腰酸，小腹坠胀，每于月经前，便后及性交后病情加重。在榆林市某医院化验：滴虫（-），真菌（-），宫颈刮片未见癌细胞。妇科检查：外阴充血，阴道有较少白色兼黄色黏液，宫颈肥大充血，颗粒满布，其溃烂面超过宫颈外口半径1/2，擦及渗血。子宫稍大，前位活动，质中，双侧附件未见异常。月经周期基本正常，曾经在榆林市某医院用呋喃西林粉和鱼肝油进行宫颈上药，均效果不显，故来我门诊。诊见舌质红，薄黄苔，脉弦细。

辨证：湿热下注，瘀热互结。

治则：清热解毒，活血化瘀，去腐生肌。

治疗方法：阴道浸润法，以局部外治给药为主。治疗前必须行常规盆腔检查，排除滴虫性阴道炎和真菌性阴道炎，重症宫颈柱状上皮异位应做宫颈黏液涂片和活检，以排除宫颈癌。治疗期间禁止性交，防止感染，月经来潮停止治疗，5次为一个疗程，重者可进行第二疗程，轻者每日1次，重者每日2次。药物组成：红藤、生地、乌梅、仙鹤草、石榴皮、鱼腥草各30g，蒲公英、忍冬藤、苦参各20g，赤芍、生地榆各15g，黄柏10g。将上药煎液滤出200～300ml置于盆中徐徐浸入阴道，每次20～30分钟，药后觉阴道干涩者，去乌梅、石榴皮，加枸杞子、菟丝子各12g以补肾，增强机体抗病能力。

复诊时见宫颈上有少许渗出液。但擦之宫颈表面尚有红白相间液，上方去鱼腥草、苦参、地榆，用药10剂后宫颈表面光滑，并长出淡红色外膜覆盖宫颈外口，至今未复发。

按语：（1）宫颈柱状上皮异位（原称宫颈糜烂，现已取消）是指因雌激素的作用，宫颈管内口柱状上皮外移至宫颈管外口，是子宫常见的生理现象，无论是生理性还是病理性的，只要有白带多、腰痛、同房后出血等症状，就需要用外治法治疗。如果有症状，即使是生理性的改变，有的时候也可以考虑治疗。在已婚及多产妇女中尤为多见，中医无此病名，临证多属湿热型带下病表现为白带多而呈黏液状，伴腰酸、腹胀等。

（2）使用该法可减少因子宫上药而运用阴道窥镜的刺激，避免引起子宫内膜炎和子宫内膜异位症。经阴道浸润法后，轻度宫颈柱状上皮异位和中度宫颈柱状上皮异位者疗效明显。重度宫颈柱状上皮异位者欠佳，病程长者治疗效果差，病程短者治愈率高，大龄者比青年疗效差。

（3）本疗法方法简便，无需特殊设备，患者可自行阴道浸润，且该药对宫颈组织无刺激性，患者乐于接受。

（4）本法属外治法之一，主要借助药物煎液对局部渗透，以及热蒸汽熏蒸以促进血液循环等，达到消炎、清热、去腐、止血等治疗作用。

◆ **医案8**

典型病例：白×，女，27岁，榆林市吴堡县人，工人，2013年2月

5 日初诊。带下量多，色如米泔 2 个月。阴部瘙痒难忍，月经周期先后不定，饮食不振，口干渴，曾治疗微效。舌质红，苔黄腻，脉滑。

辨证： 湿热下注，冲任不固。

治则： 清热利湿。

方药： 泽泻 10g、薏苡仁 18g、蒲公英 18g、地丁 18g、土茯苓 30g、车前子 10g（另包）。3 剂，水煎服，每日 1 剂。

二诊： 药后带量略减，仍有阴部瘙痒，原方再进 6 剂。

三诊： 带量大减，阴痒已不显，原方加减继续服 6 剂。

方药： 泽泻 10g、薏苡仁 18g、蒲公英 18g、木香 15g、土茯苓 30g、车前子 10g（另包）。6 剂，水煎服，每日 1 剂。

四诊： 带下量少，色白，质黏，无异味，乃热清湿祛，已愈。

按语： 此案为经期不洁，毒邪内乘，郁久化热而生变成疾。方中重用土茯苓，辅以蒲公英、地丁解毒祛湿，治疗湿热淋浊，配伍泽泻、薏苡仁、车前子利水渗湿，此乃湿热之邪下注胞宫而致，使热清湿利带自止，糜烂亦愈。

◆ **医案 9**

典型病例： 乔 ×，女，30 岁，榆林市榆阳区人，2010 年 5 月 3 日。带下 2 月余，量多，交媾仍不节，近半月来，即感带下以血为重，小便短赤，经用消炎及外用药不效，舌红苔黄腻，脉滑数。

辨证： 湿毒之邪乘虚入内，郁久化热，伤及脉络。

治则： 清热解毒，止血。

方药： 椿皮 45g、黄柏炭 10g、白芍炭 6g、炮姜炭 3g。3 剂，水煎服，每日 1 剂。外用：白糖 30g，注射用四环素粉末 1g，装瓶内混合均匀备用，每晚塞入阴道内 5g，且将臀部略垫高，忌房事。

二诊： 药后赤白带减少，宜原方继服 6 剂。

三诊： 带下又减，舌苔由黄腻转薄黄，乃病势向愈转化，原方加减继服。

方药： 椿皮 45g、黄柏炭 10g、白芍炭 6g、炮姜炭 3g、香附 6g。6 剂，水煎服，每日 1 剂。

四诊： 诸症消，病向愈。嘱以后注意清淡饮食，适当节房事。

按语： 赤白带下治疗虽有妙方，但房事不忌，图而无功，故在治疗中必须注意宜忌。临床上阴道滴虫、子宫癌、子宫肌瘤、真菌性阴道炎亦好伴发此症。所以在诊断中先辨病后辨证，治疗才能收到满意的效果。

◆ **医案 10**

典型病例： 赵××，28 岁，工人，榆林市榆阳区人，2009 年 7 月 2 日初诊。素体肥胖，2 个月来白带增多，色白，质稀黏腻，伴纳呆乏力，气短、咳嗽，胸闷，太息，曾服中西药物罔效。诊之，左关缓滑，右关弦滑，舌质胖嫩，苔厚而腻。

辨证： 肺气郁闭，加重注热下流。

治则： 宣肺利湿止带。

方药： 麻黄 6g，杏仁、紫苏、桔梗、陈皮、枳壳各 10g，郁金、白术、泽泻、茯苓、荆芥炭各 15g。水煎服，每日 1 剂。

加减： 偏于寒者，加姜半夏、附子、肉桂、益智仁。偏于热者，加黄芩、黄柏。偏于虚者，加党参、怀山药、海螵蛸、巴戟天。

4 剂而瘥，复予数剂以善后。

按语： 带下为妇科之常见病，治法不外乎健脾燥湿，清热利湿，燥湿解毒，温补奇经肝肾等，涉及脏腑多关乎脾、肾、肝，而鲜有涉及肺者。笔者从多年临床中悟出治肺不可忽视，肺气畅利则湿化迅速，带下容易痊愈，施诸临床，疗效可靠。

◆ **医案 11**

典型病例： 杨×，女，32 岁，干部，榆林市榆阳区人，2010 年初诊。数年来一直带下量多，无臭，色淡黄，质黏稠，伴有面色萎黄，四肢不温，体倦乏力，纳差便溏，两足浮肿。

辨证： 脾虚带下。

治则： 升清降浊止带。

方药： 双苓蜂蜡丸。组成：茯苓 120g、猪苓 50g、蜂蜡 120g、蜂蜜少许。先将茯苓、猪苓研细过筛，再将蜂蜡放入锅内热化少顷，之后将药末兑入，并加入适量的蜂蜜搅匀为丸，每丸如枣大，重约 15g，用时每次一丸，开水冲服，日服 3 次，7 天为一个疗程。

服后患者来诉带下已止，精神好转，食量增加，病告痊愈后继续服上药一个疗程，以巩固疗效。

按语： 双苓蜂蜡丸（又名威喜丸）出自赵学敏《串雅内编》。方中茯苓甘淡，甘能补中，实心脾，安神志，淡能利窍，除湿热以泻肾经邪火。蜂蜡甘温，具有补涩作用，佐以猪苓导湿热下行。三药合用有行有收，能使清浊升降复常则带下自止。

◆ **医案 12**

典型病例： 关××，女，45 岁，农民，榆林市榆阳区人，2003 年 4 月 3 日初诊。患者因白带过多，下腹坠痛，在当地医院治疗无效，谓恐有恶变，过来我门诊求治。经妇科检查，排除子宫颈癌及其他器质性病变，诊为慢性子宫颈炎。诊见：带下色白，连绵不断，质较清稀，无秽臭气，下腹胀痛，面色无华，食纳欠佳，神疲乏力。舌质淡苔薄，脉濡细。

辨证： 脾虚气弱，湿浊下注。

治则： 健脾益气，祛湿止带。

方药： 完带汤加减。组成：白术、苍术、党参、甘草、车前子各 10g，柴胡、陈皮各 5g，茯苓、山药、大枣各 30g。水煎服，每日 1 剂。

加减： 气虚者，加黄芪 30g、黄精 10g。血虚者，加熟地黄、制首乌各 10g。肾虚者，加女贞子 10g、桑寄生 30g。肾阳虚者，加熟附片 10g、肉桂 5g。夹湿热者，加茵陈 30g、黄柏 10g。夹湿毒者，加金银花 30g、连翘 10g。

服药 5 剂后，腹痛减轻，余症如故。继进 10 剂，白带量少，渐思饮食。再服 20 剂，诸症悉平，随访 3 年，未再复发。

按语： 正常妇女阴道内有少量白色无臭的分泌物，润滑阴道黏膜，维持阴道内的清洁度，防止感染，称为白带，此属生理性白带。正如王孟英所说："带下，女子生而即有，津津常润，本非病也。"若其量多，色质异常，有臭秽气味，并伴有局部和全身症状者，属带下病的范畴。古人将带下病分为多种，临床以白带为多见。病理性白带是慢性子宫颈炎的主要表现。中医学认为，带下的发生由脾肾功能失常，任脉不固，带脉失约所致。本病例为中年妇女，由于饮食不节，劳倦过度，损伤脾气，脾失健运，聚湿下注，酿成白带。加之恐癌情绪，肝失条达，更易影响任脉、带脉而致病。用完带汤加减，健脾益气，兼以疏肝切合病机，随症加减，灵活运用，若药证相投，即当相对守方，耐心观察，缓调收功。

◆ **医案 13**

典型病例：李××，女，42 岁，农民，榆林市榆阳区人，2004 年 5 月初诊。主诉：白带多，微黄，时有味，无瘙痒，伴腰困 2 年余，舌红苔黄，脉数。查外阴未见异常，阴道白带多，微黄，宫颈柱状上皮异位面占宫颈总面积的 1/2 以下，有乳头样突起，宫颈刮片为巴氏 Ⅱ 级。

辨证：湿毒内侵，秽浊下注。

治则：清热解毒，去腐生肌，燥湿止带。

治疗方法：

（1）外用药。①消炎散 Ⅰ 号：青黛、蛇床子、血竭各 5g，黄柏、孩儿茶各 20g，硼砂 1g，雄黄 2g，冰片 3g。②消炎散 Ⅱ 号：青黛、蛇床子、血竭、丹参、苦参各 15g，黄柏、孩儿茶各 20g，雄黄、硼砂、冰片各 3g。上两组药，分别研碎，过筛后混合，经高压消毒后做常规细菌培养，以无菌生长为合格，放置瓶内备用。

（2）用法：对患者常规做盆腔检查，阴道分泌物涂片及宫颈刮片，以排除宫颈癌后上药治疗。上药前先用 1% 高锰酸钾冲洗，然后用棉球擦净阴道分泌物，用竹板将消炎散 Ⅰ 号 1g 散布于宫颈及后穹窿，然后用带线棉球塞住阴道，以免药物撒出，嘱咐患者第二天将棉球取出，一般隔日上药 1 次，如合并急性阴道炎分泌物多者，每天上药 1 次，5 次为一个疗程。对宫颈表面呈颗粒状或乳头状的患者，给消炎散 Ⅱ 号，首次 1~1.2g，用带线棉球塞住阴道，第二天取出，以后每次 1g，隔日 1 次，5~7 次为一个疗程。宫颈柱状上皮异位明显好转后可改用消炎散 Ⅰ 号治疗。对症状严重，白带多者，随辨证加服中药，如色黄绿如脓，阴部痛，口苦咽干，舌红苔黄，脉滑数者，用止带方（《世补斋·不谢方》）加减（猪苓、车前子、泽泻、茵陈、赤芍、牡丹皮、黄柏、栀子、牛膝）。阴部肿痛严重，下腹痛者，加蒲公英、连翘以加强清热解毒散结作用。白带色黄而稀且多，小腹下坠，舌淡苔薄白者，用易黄汤（《傅青主女科》）加减（怀山药、芡实、黄柏、车前子、白果）以调补经脉，清热利湿。

经用消炎散 Ⅱ 号，每日换药 1 次，共 7 次而愈，复诊见宫颈柱状上皮异位面完全愈合，宫颈光滑、呈粉红色。

按语： 本病大多数由于分娩、流产或难产手术后子宫颈损伤，或产褥期，经期不注意卫生，细菌及毒素的作用或化学药物（如强酸、强碱）的刺激，导致宫颈出现炎症变化，阴道分泌物增多，白带呈黄色脓样，宫颈受分泌物刺激开始产生充血，渐渐浸润，上皮脱落而形成。中医学认为宫颈炎属于湿毒带下范畴，其病因为湿毒内侵，损伤冲任二脉，以致蕴而生热化浊，湿热下注，秽浊下流，故带下色黄如脓或浑浊如米泔，有秽臭，且伴阴痒刺痛；湿热内蕴，损伤津液，故伴口苦咽干，舌红苔黄，脉数。所以治疗宫颈炎主要是清热解毒，去腐生肌，燥湿止带，以局部用药为主。消炎散Ⅰ号方中青黛清热解毒，收湿敛疮；黄柏清热燥湿；雄黄、蛇床子解毒杀虫；硼砂消积软坚；血竭、孩儿茶行瘀止痛，敛疮生肌；冰片清热止痛，防腐。

◆ **医案 14**

典型病例： 王×，女，34 岁，工人，榆林市镇川人，2000 年 4 月 15 日初诊。罹患白带已 2 年余，状如米泔。迭经数医，均以完带汤化裁，时好时坏，经常头昏眼花，困倦乏力，腰痛腿酸，渐见脱发。近旬来，突见白带量多，势如堤决，其脉虚大，左脉沉细，舌淡，苔白腻。

辨证： 肾气亏虚，水湿内蕴，固摄失权。

治则： 补益肾气，利湿固带。

方药： 五子衍宗丸 30g、生龙牡各 30g（先煎）、白术 12g、茯苓 15g、薏苡仁 24g、怀山药 30g。3 剂，水煎服，每日 1 剂。

二诊： 药进 3 剂，崩势渐缓，其方中机，继投以原方加减。

方药： 五子衍宗丸 30g、生龙牡各 30g（先煎）、白术 12g、茯苓 15g、薏苡仁 24g、怀山药 30g、黄芪 20g。3 剂，水煎服，每日 1 剂。

三诊： 药进 6 剂后，精神转佳，病愈七八。水湿得清，肾虚未复，故仍感头昏腰酸，脉沉弱，舌淡，苔薄白。嘱服五子衍宗丸善后调理，相隔近载，询问旧疾，迄今未再犯。

按语： 此乃脾虚及肾，肾气失固，以致带下质稀量多，流出似崩，用五子衍宗丸益肾固涩，生龙牡收涩安神，佐以白术、茯苓、薏苡仁、怀山药健脾利湿，药中病机而取速效。

◆ 医案 15

李 ×，女，24 岁，已婚，工人，榆林市佳县人，2004 年 5 月 3 日初诊。自述素有带下病 5 年余，近 3 日来因劳累后而复发，黄带甚多如注，质稠恶臭，伴见外阴红肿灼痛，瘙痒难忍。小腹坠痛，腰背困痛，伸转坐卧时尤著。神疲乏力，头晕纳差，脘腹痞闷，心烦少寐，尿黄量少，且有灼痛之感。舌红，苔黄略腻，脉弦滑数。

辨证：湿热蕴结，流注下焦。

治则：清热解毒，利湿止带。

方药：五味消毒饮合易黄汤加减。组成：蒲公英 30g、紫花地丁 15g、金银花 15g、车前子 15g（包煎）、紫背天葵 15g、菊花 10g、茵陈 30g、苦参 30g。3 剂，水煎服，每日 1 剂。饭前凉服，并嘱忌辛辣、厚味、寒凉饮食。

二诊：上方进 3 剂后，黄带显著减少，外阴灼痛瘙痒，小腹及腰痛渐轻，余症亦觉渐舒。舌苔转白，再守上方 3 剂。

三诊：黄带消失，诸症悉平，因病程已久，脾肾渐损，续拟健脾补中固肾法巩固疗效。随访 1 年余，病未复发。

按语：病久带下，乃脾虚湿胜，任脉积湿为先。湿热温毒蕴结甚重，流注于下，使其蕴蒸上窜，旁及肾腑，注于阴窍。方用五味消毒饮清热解毒散结，易黄汤利湿止带，并重剂使用，参以利湿止痒疗带之味，增强疗效，获卓效。

◆ 医案 16

张 ×，女，30 岁，榆林市榆阳区人，干部，2011 年 5 月 12 日初诊。黄带量多。自感下腹坠痛，并伴黄带，未经治疗 4 个月，后逐渐加重，带量增加，质黏且臭，经用抗生素治疗小有疗效。舌小红，苔黄腻，脉弦滑小数。

辨证：邪热交湿，蕴结胞宫。

治则：清利湿热。

方药：土茯苓 120g、金银花 60g、木通 10g、当归 10g、白芍 10g、陈皮 6g、生大黄 6g（后下）。3 剂，水煎服，每日 1 剂。

二诊：药后带量减，质黏味臭稍好转，舌淡红，苔淡黄腻。投以原方加减治疗。

方药：土茯苓 120g、金银花 60g、木通 10g、当归 10g、白芍 10g、陈皮 6g、生大黄 6g（后下）、黄柏 10g。4 剂，水煎服，每日 1 剂。

三诊：药后带量渐转至正常，质黏无味，小腹无不适，自觉有胃脘不适，后经调脾健胃渐愈。

按语：此乃湿热蕴注胞宫，损伤任带，约束无力，而致带下量多。采用清热解毒之大剂，气行则水行，故治湿不忘行气，方中少佐陈皮以理气燥湿而获良效，乃用方之妙，治黄带之妙方也。

◆ **医案 17**

侯×，女，35 岁，工人，榆林市锦界人，2006 年 8 月 2 日初诊。患病 3 年余，白带量多，色发黄，味腥臭，两侧少腹痛，可触及包块，腰酸痛，神疲乏力，纳差食少。施西药多方治疗，效果不显。近日症状加剧，遂来求治。察舌淡红，苔薄黄腻，脉细滑无力。

辨证：湿热下注。

治则：清利湿热。

方药：海螵蛸 15g、狗脊 15g、生地 15g、苍术 10g、香附 10g、当归 10g、赤芍 10g、车前子 12g（包煎）、鹿角霜 12g、续断 12g、荔核炭 12g、蒲公英 30g、川芎 6g、甘草 6g、炮山甲 9g、白术 10g。4 剂，水煎服，每日 1 剂。

二诊：服 4 剂后 白带锐减，腹仍痛，余症稍轻，原方加减续服。

方药：海螵蛸 15g、狗脊 15g、生地 15g、苍术 10g、香附 10g、牡丹皮 10g、赤芍 10g、车前子 12g（包煎）、延胡索 12g、续断 12g、荔核炭 12g、蒲公英 30g、川芎 6g、甘草 6g、炮山甲 9g、白术 10g、三棱 6g、炒莪术 6g。6 剂，水煎服，每日 1 剂。

三诊：6 剂后，带量渐转至正常，色隐隐泛黄质黏，无味，腹痛明显好转，腹部包块较前明显减小，舌淡红苔白腻。

方药：黄芪 15g、没药 10g、乳香 10g、苍术 10g、香附 10g、白术 10g、赤芍 10g、狗脊 15g、延胡索 12g、续断 12g、荔核炭 12g、当归 10g、甘草 6g、炮山甲 9g、三棱 6g。10 剂，水煎服，每日 1 剂。

药后腰腹痛止，腹部包块消失，精神好转，诸症消失，随访 3 年，未见复发。

按语：慢性盆腔炎，依其临床表现的不同而中医辨证各异，然而只要有白带量多属湿热症状者，用易黄汤随症加减，常能取得理想的治疗效果。

阴蚀

◆ 医案

典型病例：胡××，女，19岁，农民，定边人，2000年10月18日初诊。患者平时黄白带较多，阴道口外时有瘙痒，坐卧不安，尤以夜间为甚，已年余，舌红苔黄，脉稍滑。曾在外院做阴道分泌物悬滴片检查，发现滴虫，西医诊断为滴虫性阴道炎。并给予 pp 粉（高锰酸钾）、氯己定、妇炎灵等药外用治疗效果不佳。

辨证：湿热下注。

治则：清热利湿，杀虫止痒。

治疗方法：阴痒洗剂。组成：蛇床子、苦参各50g，龙胆、枯矾各20g，栀子、黄柏各10g。将上药放入容器内，加水2 000ml，煎至1 500ml。再用纱布过滤，放在干净盆内坐浴熏洗阴道30分钟，每日1~2次，7天为一个疗程，每剂药可用2次。

经用阴痒洗剂治疗2个疗程后，黄白带消失，阴道口外无不适感。4个月后随访未见复发。

按语：滴虫性阴道炎属于中医阴蚀或阴虱范畴，以阴痒、白带多为主要临床特点，多由湿热下注所致。治当清利湿热，杀虫止痒。阴痒洗剂集中体现了这一治法，再加上中药熏蒸为局部用药，所以疗效显著。

妊娠病

妊娠病是指妊娠期间发生的与妊娠有关的疾病，亦称"胎前病"。

妊娠病的发病机制，一是孕后阴血聚于冲任以养胎，使阴血偏虚，阳气偏亢而发病。二是胎体渐长，影响气机的升降，形成气滞、气逆、痰郁。三是素体脾肾虚弱，脾虚气血生化之源不足，胎失所养；肾气不足，胞失所系，以致胎元不固。常见的妊娠病有恶阻、妊娠腹痛、胎漏、胎动不安、堕胎、小产、滑胎、胎萎不长、子满、子肿、子晕、子痫、子嗽、妊娠小便淋痛、妊娠身痒、难产等。

妊娠病的治疗，若胎元正常者，宜治病与安胎并举，需辨清母病所致或者子病及母，以治其本。若胎元异常者，堕胎难留，或胎死腹中，或孕妇有病，不宜继续妊娠者，则宜从速下胎益母。同时在治疗时，凡峻下、滑利、祛瘀、破血、耗气、散气及一切有毒之品，都应慎用或禁用，以免伤阳气、耗阴血、损胎元。如病情需要，亦可适当选用，但需严格把握剂量，掌握"衰其大半而止"的原则，以免伤胎。

恶阻

◆ 医案 1

典型病例： 李××，女，28 岁，医生，榆林市神木人，2000 年 1 月 6 日初诊。闭经 45 天，恶心呕吐，恶闻食味，食入即吐，尿妊娠试验阳性，诊断为妊娠恶阻。症见呕吐不止，口唇干燥，渴欲饮冷，体倦神疲，头晕目眩，小便短赤。舌质红，苔薄黄，脉弦滑。

辨证： 痰湿郁阻，湿郁化热，阻遏中焦，升降失常。

治则： 清热化痰，和胃降逆。

方药： 黄连 6g、半夏 12g、竹茹 12g、枳实 9g、橘皮 12g、茯苓 12g、生姜 3 片、紫苏梗 6g、甘草 6g。5 剂，每日 1 剂，水煎频服。

加减： 呕吐甚者，重用半夏、生姜，并加赭石 15g。痰涎多者，加白术 15g、苍术 15g。吐甚伤阴者，加二冬各 10g、沙参 15g、石斛 10g。由于剧吐引起腹痛，胎动不安者，加砂仁 6g、紫苏梗 6g、桑寄生 10g。火热盛者，加重黄连剂量，并加黄芩、生地各 10g。

药后呕吐即止，食欲增加，口干舌燥消失，原方再进 3 剂，诸症尽消而康复。

按语： 温胆汤出自孙思邈《备急千金要方》，本方辛开苦降，攻补兼施，具有和胃降逆，化痰除痞之效，用于妊娠恶阻，使胃和痰除，病自愈。

◆ **医案 2**

典型病例：徐××，女，29 岁，工人，榆林市绥德县人。1997 年 4 月 21 日就诊。妊娠 3 个月，胃脘灼热疼痛，恶心呕吐 7 天，怀孕 2 个月时恶心呕吐，在当地用糖盐水，补钾，维生素B₆，镇静剂，20 余日不减。刻下症见恶心呕吐，汤水不入，饮食均吐，吐物色黄，其味酸苦，呻吟不止，表情痛苦，形体倦怠。舌质淡，舌尖红，苔腻，脉滑数。

辨证：肝热犯胃，冲气上逆。

治则：和胃降逆止呕。

方药：赭石 12g，沙参、杜仲、白术各 15g，茯苓、黄芩各 12g，陈皮、紫苏子、紫苏叶、黄连各 6g，甘草 3g。

加减：脾虚者，加山药 15g、党参 12g、神曲 10g、砂仁 6g。痰湿盛者，加半夏 15g、生姜 10g。肝热犯胃者，加紫苏叶至 10g、黄连须 9g、竹茹 12g。

1 剂胃脘痛减，精神好转。22 日早晨食少许未吐，守原方继进 1 剂，诸症大减，纳食仍不佳，加党参 12g、神曲 10g。5 剂告愈。

按语：方中白术、茯苓、陈皮理气健脾和胃；黄芩、黄连、沙参清胃热，养阴；杜仲补肾气，系胎位，达到补脾气的作用；赭石、紫苏子、紫苏叶降胃气；甘草调和诸药。诸药合用，使吐止胎安，病自除。

◆ **医案 3**

典型病例：刘××，24 岁，农民，榆林市榆阳区人，1995 年 3 月 25 日初诊。末次月经 1 月 28 日，近两周来恶心呕吐，不思饮食，食入即吐，头晕，胸脘满闷，神疲乏力。口苦，舌淡红苔薄黄，脉滑。曾经西医对症处理未见明显好转而求诊于余。

辨证：肝气犯胃，胃失和降。

治则：疏肝和胃，降逆止呕。

方药：参苏饮加减。组成：党参 10g、紫苏叶 6g、法半夏 10g、黄芩 6g、黄连 6g、藿香 10g、陈皮 6g、葛根 15g。水煎服，不拘次少量频服。

加减：脾胃虚弱者，加白术、砂仁。肝胃不和者，加姜竹茹。痰湿内阻者，减葛根，加白术、砂仁，并以紫苏梗易紫苏叶。

药后恶心呕吐明显减轻，胸脘满闷已舒，进食少量稀粥亦未见呕吐，再予上方减黄连，加砂仁 6g。水煎服 3 剂，服后恶心消失，诸症悉平，足月顺产一婴儿。

按语：凡服用治疗妊娠恶阻的中药，常以少量多次为宜。使药汁徐徐入胃，便于吸收。有些孕妇恶阻较甚，在服药前滴几滴酱油在舌面上，再服中药，可以减少药入则吐症状。

◆ 医案 4

典型病例：郭 ×，女，24 岁，干部，榆林市府谷县人，2012 年 2 月 1 日初诊。怀孕 2 个月，呕吐频繁发作。闭经 2 个月，经妇查怀孕，渐起恶心、呕吐，食后加重，纳呆、肢体无力，嗜卧。舌淡红，苔白黄，脉沉滑。素无其他疾患，首孕，恶心呕吐发而为病。

辨证：郁热扰胃，胃失和降。

治则：清肺生津，止呕。

方药：芦根 30g、干姜 24g。3 剂，水煎服，每日 1 剂。

复诊：服药各症状大减，再进 1 剂而愈。后调脾胃。

按语：妊娠呕吐，类型频多，脾胃虚寒居多，寒热夹杂较少而难调，本例由肺热扰胃而致呕吐，故采用清肺热，生津液，温中止呕而获奇效。

妊娠腹痛

◆ 医案

典型病例：樊 ×，女，30 岁，职工。榆林市榆阳区人，2010 年 4 月 3 日初诊。患者少腹痛数日。怀孕 2 个月时，在某医院穿刺羊水做妊娠性别试验，后行人工流产，而致少腹时时隐痛，阴道大量出血，血色黑红，全身疼痛困重，乏力懒动，不思食。查体：面色㿠白，脐下及耻骨上有压痛，四肢不温。舌淡，苔薄白，脉细无力。

辨证：瘀血阻滞，气血两虚。

治则：祛瘀生新，气血双补。

方药：黄芪 30g、党参 15g、炮姜 9g、桃仁 9g、红花 9g、香附 9g、炒蒲黄 9g、五灵脂 9g、当归 10g、赤芍 10g。4 剂，水煎服，每日 1 剂。

复诊：4 剂后，阴道排出大量污血，色黑，腹痛及腰痛减去大半，精神好转，能进饮食。脐下与少腹触及微痛。

方药： 生化汤与当归补血汤加减。组成：黄芪 30g、党参 15g、炮姜 9g、桃仁 9g、红花 9g、香附 9g、炒蒲黄 9g、五灵脂 9g、当归 10g、赤芍 10g、地榆炭 10g。4 剂，水煎服，每日 1 剂。

药尽痛止，无出血，面颊转红，纳食增，体力好转，能做一般活动。

按语： 有形之血不能速生，无形之气应当急固；有形之血生于无形之气，补气生血，瘀血不去，新血不生，祛瘀才能生新。虽有出血之症，但仍需加味桃红通因通用，使得瘀血祛，而后养血止血，达到症消病愈的目的。

胎漏、胎动不安

◆ 医案 1

典型病例： 张××，28 岁，农民，榆林市绥德县人。1990 年 12 月 14 日初诊。第三次怀孕（前两次堕胎）4 月余，孕后时常腰酸，肢软乏力，头晕耳鸣。前日腹痛隐隐，阴道出血，坠胀不适，舌苔薄白，脉象细弱，尺部尤显，经妇产科治疗未见好转，而来我院诊治。诊见症脉如前。

辨证： 肾精不足，冲任失固。

治法： 补肾益精，安固胎元。

方药： 菟丝子 24g、阿胶 15g（烊化）、砂仁 6g（后下）、白术 15g、黄芩 12g、桑寄生 24g、杜仲 24g、艾叶炭 6g，熟地 12g、紫苏梗 12g。水煎服，每日 1 剂，分两次服。

加减： 气血虚弱者，加黄芪、熟地、山药。跌扑闪挫所致者，加人参、当归、大黄。胎火重者，其基本方重用黄芩，生地炭易艾叶炭，加苎麻根、竹茹。腰膝酸软，耳鸣头晕者，加菟丝子、续断、熟地。

治疗 3 天后阴道流血渐止，腹痛明显缓解，唯觉下坠不适，效不更方，继续服用 5 剂，诸症向愈。为巩固疗效，以上方按比例配制成丸剂，每日早晚各服 10g，服用 7 周停药。随访知其足月顺产，母女健康。

按语： 大凡妇女气血虚弱，外伤，胎火和肾虚，皆易发生先兆流产。傅青主："精伤则胎无所养，势必不坠而不已。"《医宗金鉴》："孕妇气血充足，形体壮实，则胎气安固。"本案所用方剂具有养血安胎、理气健脾和补益肝肾之功。阿胶味厚，滋阴润燥，善补血止血；砂仁、紫苏梗、白

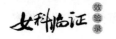

术理气调中，可固本安胎；桑寄生、熟地、菟丝子、杜仲配伍诸药补肾而益精血；艾叶炭止血安胎；黄芩是清热安胎佳品，且制约该方中温燥之弊。

◆ 医案 2

典型病例： 邱 ×，女，27 岁，工人，榆林市榆阳区人。闭经 58 天，腹痛，不规则阴道出血 8 天。8 天前因劳累后于孕 50 天、58 天分别出现阴道少量出血，色鲜红，伴阵发性少腹坠痛，腰困痛，时有恶心呕吐，纳差。妇科检查：宫体后位，孕 50 天大，质软活动。西医诊断：先兆流产（孕 50 多天），孕 2 产 0。

辨证： 气血虚弱，冲任不固。

治则： 健脾补肾安胎。

方药： 举元煎加味。组成：黄芪、党参各 10 ~ 15g，白术 6 ~ 10g，升麻 3 ~ 6g，黄芩、阿胶各 10g，炙甘草 6g，杜仲 12 ~ 15g，白芍 12g，桑寄生 15g，续断 15g。

加减： 气血双虚者，加当归 6 ~ 10g。脾肾亏损者，加菟丝子 12g、砂仁 6g、山药 15g。血热者，去白术、黄芪、升麻，加桑叶、菊花各 12g，白茅根、续断、山药各 15g，墨旱莲 12g。外伤出血量多者，加地榆炭 10g、仙鹤草 10 ~ 15g、艾叶炭 10g。腰痛甚者，加菟丝子 12g，续断加至 30g。

该患者服 6 剂药后血止，10 剂药后，腰酸腹坠痛减轻，巩固治疗后痊愈。1992 年 11 月 10 日随访，足月生产一女婴，身体健康。

按语： 先兆流产，属中医学"胎漏""胎动不安"等范畴。本病的发生主要由气血虚弱，冲任不固所致。对本病的治疗应重在脾肾两脏，健脾乃益血之源，补肾为固胎之本，本固血源足则胎自安。临床上多见脾肾两虚证，故采用举元煎加味治疗。经临床观察，收到了比较满意的效果。主方中黄芪、白芍、党参为益气健脾之品，白术、炙甘草辅助健脾，升麻提升阳气，杜仲、阿胶、桑寄生、续断、黄芩补肾益血安胎。诸药并用，共奏强壮补养之功。

◆ 医案 3

典型病例： 何 ××，女，23 岁，营业员，榆林市佳县人，2004 年 1

月就诊。停经 56 天，阴道少量出血 4 天，起病次日在某医院诊断为先兆流产，注射黄体酮、酚磺乙胺，口服维生素 K₃、肾上腺色腙片无效。改用中医治疗，症见头晕肢软，口干纳差，少腹坠痛作胀，腰酸痛，大便干结。脉细滑数，舌红苔薄白。

辨证： 肝肾不足，冲任不固。

治则： 健脾补肾，养血安胎。

方药： 安奠二天汤加减。组成：党参、白术各 24g，熟地 15g，山药 20g，炒杜仲、续断、白扁豆各 10g，黄芩 10g，阿胶 10g（烊化），熟大黄 6g，砂仁 6g，菟丝子 15g，墨旱莲 30g，炙甘草 6g。2 剂，水煎服，每日 1 剂。

加减： 腹痛较甚者，加白芍 30g。血热者，加黄芩 10g。出血较多者，加地榆炭 15～30g、阿胶 10g（烊化）。大便干结者，加熟大黄 6g。纳差腹胀者，去熟地，加砂仁 6g。恶心呕吐者，加法半夏 10g、陈皮 6g。

服药 2 剂，大便通行，腹胀坠痛随之消失，出血亦止，原方减去熟大黄，继服 4 剂以善后。孕至 7 月检查胎位时，宫底脐上一指，胎心音、胎位均正常，当年 8 月顺产一男孩，母子平安。

按语： 先兆流产属中医学"胎漏""胎动不安"等范畴，其病机多因冲任不固，养胎之血无所统摄，而失于下，若不及时治疗，必然导致妊娠之根基动摇，胎随血下，而发生流产。冲任二脉皆起于胞中，冲为血海，附于阳明而隶于肝；任脉营运一身之阴气，而有妊养之意。《素问·上古天真论》曰女子："二七天癸至，任脉通，太冲脉盛，月事以时下，故能有子。"妇人如冲任充盈，经血按时下为月水；若已受孕，则聚以养胎；生产之后，则其气上行以化生乳汁，是以冲任二脉与妇人月经、孕育的关系十分密切。而肝肾不足可使冲任不固，脾胃不健，气血化生之源不旺冲任则难充难盛。本病例属脾肾不足导致冲任不固的先兆流产。安奠二天汤重用参、术、熟地，取其大补脾肾，补而不腻，温而不燥，其性冲和；山药、白扁豆协参、术以增健脾之效；杜仲、续断、菟丝子，伍熟地以增补肝肾之功；墨旱莲养肝益肾，凉血止血，是为佐使之品。盖脾肾复壮，冲任之精血自充，不唯长养胎体，亦能坚固胎气。是以补脾肾即所以实冲任，实冲任即所以安胎也。

◆ 医案 4

典型病例：席××，28 岁，护士，榆林市榆阳区人。2003 年 7 月 5 日就诊。停经 42 天，阴道流血一天，伴有轻微腰酸，腹痛，食欲减退，大便干燥，四肢有红色丘疹样团块及轻度瘙痒。患者过去自然流产两次，均因全身出疹后引起。就诊时妇科检查子宫体稍增大，稍软，双附件未见异常，子宫口闭，阴道内有少许暗红色血液，尿妊娠试验阳性。脉数略滑，舌苔微黄，舌尖红。

辨证：热伏冲任，内伤胎元。

治则：补肾健脾，生血养胎。

方药：安胎合剂。组成：党参、怀山药、制首乌、桑寄生各 15g，菟丝子 12g、白术、续断、炒杜仲各 10g，黄芩 10g，陈苎麻根 20g。水煎服，每日 1 剂。并加用维生素 E 15mg，每日 3 次。

服药当日阴道口流血减少，腰酸腰痛减轻，第二天丘疹样团块消失，经安胎 8 天痊愈。后服中药安胎合剂，于 2004 年 3 月 2 日正常分娩一女婴，发育良好，外观无畸形。

按语：先兆流产是妇产科常见病。应严格选择具有先兆流产的适应证，以及对胎儿无不良影响的药物。本例流产治疗，虽遵守补肾强腰膝系胎及健脾生血养胎为治，但患者多次流产均与身患风疹有关，此次先兆流产，风疹再发，伴有大便干，脉数略滑，舌苔微黄，舌尖红，证属血分有热，若热伏冲任，必扰动血海，迫血妄行，内伤胎元，故加黄芩、苎麻根以清热凉血安胎。根据中医对妊娠生理的认识，要维持妊娠正常进行，胎儿正常发育和成熟必须具备"养胎、系胎、载胎"三要素。养胎源于脾胃生化气血，系胎本于肾，载胎靠冲任两脉固健。而冲任隶属阳明，又隶属肝肾，故载胎又与脾肾两脏功能息息相关。若肾虚不能维系胎元，脾虚则气血生化无源，胎失所养。因此，流产发生有一个共性病机，即"肾虚不能系胎、脾虚血亏不能养胎"，固安胎治疗应以"补肾强腰系胎及健脾生血养胎"为大法。

◆ 医案 5

典型病例：张××，31 岁，工人，榆林市榆阳区人，孕 83 天，阴道间断出血两日，诊断为胎漏，1991 年 10 月 12 日来门诊治疗。刻诊，阴道出血时多时少，血色先红后暗，夹有小血块，伴乏力，纳呆，二便调。初潮 15 岁，30 天一行，每次 5～6 天。1989 年结婚，1990 年和 1991 年先后堕胎两次，末次月经 7 月 7 日。舌暗苔薄白，脉沉滑。

辨证：脾肾阳虚，胎元不固。

治则：补肾气，固冲任。

方药：党参 15g，白术、炙黄芪、菟丝子、桑寄生、白芍各 12g，紫苏梗、木香各 10g。5 剂，水煎服，每日 1 剂。

加减：出血者，加地榆炭 12g、仙鹤草 15g、海螵蛸 20g。形寒乏力属阳虚者重用党参、黄芪至 20g。腹痛者，加当归、艾叶炭各 10g。纳呆欲吐为浊气上逆，脾虚者，加陈皮 10g、山药 12g、姜半夏 10g、竹茹 10g。吐甚，舌红，脉弦为肝气夹冲气上逆，加赭石 20g。胃寒口吐清水痰涎者，加吴茱萸 6g。便溏者，加扁豆 15g。血止胎固，但舌红苔黄，阴虚夹热者，加生地、枸杞子、女贞子、黄芩各 12g。口干欲饮者，加石斛、麦冬各 15g。便秘者，加郁李仁 12g。

进 5 剂而血净，B 超检查胎儿存活，子宫大小符合月份，再选基本方加陈皮，山药治疗 10 天而愈。1992 年 4 月 23 日，足月难产一男婴。婴儿出生后八个月体检，发育正常。

按语：肾纳气，主胎气，肾气的盛衰直接影响冲任功能。傅青主指出："人之所以坐胎者，受父母先天之真火也，先天之真火，即先天之真气以成之，故胎成于气，亦摄于气，旺则胎丰，气衰则胎堕。"因此，保胎补肾气，固冲任是根本大法。冲任气虚是自然流产的病理特征。胃气、冲任在生理和病理上是不可分割的，正如陈自明说："夫人以胃气壮实，冲任荣和则胎得所，如鱼处门剥，若气血虚弱，无以滋养。其胎终不能成也。"故用党参、白术、黄芪，意在补益"后天"，滋养"先天"，用益气补肾的方法来达到补肾气，以固本益脾气、生精血的目的。若肾气充沛则胎元内固，先兆流产则止。

◆ 医案 6

典型病例：刘×，女，24 岁，营业员，榆林市绥德县人，2013 年 5 月 14 日初诊。妊娠 3 月，近 2 天阴道流少量鲜血，伴腰困。两天前行走滑倒在地，遂感腰困下坠不能立，阴道流有少量淡红血水。舌质红苔薄黄，脉沉细弱。

辨证：跌仆之后，肾气虚衰，无力系胎。

治则：补益肾气，安胎止血。

方药：贯众炭 30g、杭芍炭 30g、生地炭 30g、续断 18g、杜仲 18g、菟丝子 18g、海螵蛸 10g。3 剂，水煎服，每日 1 剂。

复诊：服药后，血止，余症减轻。原方加减继续治疗。

方药：续断 18g、杜仲 18g、菟丝子 18g、海螵蛸 10g、桑寄生 12g、阿胶 10g（烊化）、白芍 10g。6 剂，水煎服，每日 1 剂。

药尽病愈，经妇产科检查，胎心音正常。

按语：肾气虚衰，无力系胎，故治疗时调补冲任，补益肾气，使肾气足则系胎，气血充则养胎，先采用补肾安胎止血，待血止后寿胎丸加减治疗。

◆ **医案 7**

典型病例：张 ×，女，22 岁，工人，榆林市榆阳区人，2011 年 8 月 15 日初诊。孕后经血淋漓不尽。胎孕 2 月因搬重物致经血淋漓不尽，腹下坠，腰痛困乏，伴头晕，气短，心悸而慌，舌淡脉细弱。

辨证：气虚不摄血，血下气散，胎气不固。

治则：补肾固气止血。

方药：杜仲炭 10g、续断 10g、菟丝子 10g、狗脊 10g、熟地 10g、山药 10g、炒阿胶 10g（烊化）、焦白术 6g、太子参 5g。3 剂，水煎服，每日 1 剂。

二诊：药后腰困乏、腹下坠减轻，血不止，原方加味继服。

方药：杜仲炭 10g、续断 10g、菟丝子 10g、狗脊 10g、熟地 10g、山药 10g、炒阿胶 10g（烊化）、焦白术 6g、太子参 5g、仙鹤草 10g、生地榆 6g。3 剂，水煎服，每日 1 剂。

三诊：血量减少，守方再进 3 剂血止而愈，嘱其今后勿重劳，以上方制丸剂再进 1 个月。随访顺产一胎。

按语：本例患者怀孕后烦劳，气血不足，下阴时时渗血。证属胎气弱小，烦劳伤肾或房事不节，损伤肾气。胞脉系于肾，肾气伤不固，无力系胞而致本病发生，故怀胎中，烦劳房事宜节，卧床静养，配合养精血安胎之品治疗方可奏效。

滑胎

◆ 医案1

典型病例： 汪××，30岁，工人，榆林市佳县人。2003年9月10日初诊，结婚3年内流产5次，既往流产时间于60~70天之间，末次流产时间为2003年2月16日，来诊时已停经42天，尿妊娠试验阳性，因精神恐惧紧张而来门诊要求用中药保胎。症见头晕乏力，心悸，口干，纳差。苔薄黄，脉弦滑。

辨证： 脾肾虚弱。

治则： 补肾益脾，养血固胎。

方药： 当归散合寿胎丸加减。组成：当归、白术、黄芪、续断、麦冬各10g，白芍、茯苓、太子参、阿胶各12g，桑寄生、菟丝子各15g，川芎5g。

末次流产后即开始服药，以上方15剂量制成散剂或丸剂，每次10g，一日2次。服药期间采取避孕措施，药服完后取消避孕，一旦妊娠亦可再服，妊娠期以汤剂为主，每周2~3剂，一般服药需超过既往流产时间，或妊娠3个月时停药。治疗期间不用其他保胎药，并嘱咐卧床休息，禁止房事。

按语：（1）古今保胎，多采取有是证（出现先兆流产症状）才投其方，而滑胎临床特点是每次妊娠到一定阶段，即有见红、腰酸、腹痛等症，旋即流产，此时治疗往往难以奏效。《素问·四气调神大论》曰："夫病已成而后药之……譬犹渴而穿井，斗而铸兵，不亦晚乎。"张景岳治疗滑胎曾提出应"预培其损"，并认为"若待临期，恐无及也"。笔者对滑胎患者予未孕之前或一旦妊娠即开始服药，并从治疗结果分析，确实能达到防患于未然之目的。

（2）肝脾肾三脏与妇科疾病关系最为密切，笔者选择《金匮要略》中当归散和《医学衷中参西录》中寿胎丸组成基本方，当归散意在调理肝脾，张仲景曰妊娠妇女"常服即易产，胎无疾苦"。寿胎丸重在补肾，专为预防滑胎而设，张锡纯指出，最易流产者屡次用之皆效。两方合用，当归、白芍、阿胶养血调肝，川芎行气血之滞，白术、茯苓健脾除湿，黄芩、麦冬清热，太子参、桑寄生、续断、菟丝子益气补肾，培补胎元。肝脾调和，土旺木荣，则生生不息，肾气充盛，胎有所系，自无流产之虞。

◆ 医案 2

典型病例： 刘 ×，女，32 岁，工人，榆林市神木人，2008 年 7 月 16 日初诊。妊娠 2 月余，阴道出少量鲜红血，伴腰酸，少腹微痛 3 个月。舌淡苔白，六脉滑利。曾流产 6 次。1 个月前产科检查子宫大、尿妊娠试验（＋），患者害怕流产，心情紧张。

辨证： 气虚不能摄血载胎，漏胎下血，胎动不安。

治则： 固肾安胎。

方药： 补中益气汤重用黄芪 30g，加仙鹤草 10g、地榆 10g、菟丝子 10g、白芍 10g、炒杜仲 10g。3 剂，水煎服，每日 1 剂，分早晚两次温服。

复诊： 3 剂后，下腹疼痛坠感均以好转，迭进上药 106 剂，足月顺产一女婴。

按语： 该妇人屡坠胎小产，伤精败血，元气下泄，气虚不能摄血载胎，胎漏下血，胎动不安，傅青主言："夫血只能荫胎，而胎中之荫血，必赖气以卫之，气虚下陷，而胎之血亦随气而陷矣。"笔者施补为法，重用黄芪，少使固肾安胎之品，实践了傅青主"气乃血之卫，血赖以固"之垂训，解除了病家积年之苦痛。

◆ 医案 3

典型病例： 杨 ×，女，29 岁，工人，榆林市东沙人，2009 年 3 月 5 日初诊。婚后 6 载，曾流产 4 次，均在妊娠 2～4 个月发生。每次虽经中西医治疗，都未能避免流产。今又复妊 54 天，始见腰酸腿软，带下绵绵，头昏纳呆，尚未见红。唯恐再次流产，求余施治。舌苔白腻，质淡，脉沉细滑，两尺细弱。

辨证： 精亏肾衰，胎元失固而致滑胎。

治则： 填精补肾，益气安胎。

方药： 五子衍宗丸，每日两次，每次 6g。

复诊： 服至 3 个半月时，因工作劳累，突感腰酸微痛，头昏气短，少腹略坠，脉滑细无力，舌淡苔薄白。肾气亦亏，胞脉失养。

方药： 菟丝子 15g（炒）、枸杞子 10g、覆盆子 8g、五味子 10g（蒸）、车前子 8g（盐炒）、黄芪 24g、升麻 9g。15 剂，水煎服，每日 1 剂。

药服 15 剂后，诸症消失。11 月中旬，足月顺产一男婴。

按语： 滑胎之症，多为应期而坠，虽经中西医治疗而屡坠不止，此病以肾虚为主，治疗当注重守方，更需在连续服药的同时，注意起居，切勿以为坠期已过，而放松了休息治疗，致功亏一篑。

妊娠期指甲下渗血

◆ 医案

典型病例： 郭×，女，26岁，榆林市人，工人，2001年8月6日初诊。第2胎现孕2月余。1周前即感小腹刺痛，1日痛5~6次，但痛势不剧，故未在意。两天前，突然双手十指指尖痛不能触物，翌日甲下有血液渗出，涔涔不止，直至血液满布甲下，尤以右手为著，疼痛剧烈，如锥刺刀割，难以忍受，痛苦不堪。伴有头昏乏力，周身拘胀，小腹疼痛。刻下心烦意乱，默默懒言，精神不振，面色萎黄，舌淡苔白，边有瘀点，脉弦细涩。

辨证： 气血虚弱，瘀血内着。

治则： 益气养血，活血化瘀。

方药： 黄芪40g、党参10g、益母草18g、当归30g、熟地30g、白芍30g、丹参30g、牡丹皮10g、红花10g、乌药10g、川芎6g、桂枝6g。3剂，水煎服，每日1剂。

复诊： 药尽诸症即逝，唯觉胃纳欠佳，以归芍六君子汤调善后，以奏全功。

按语： 患者4个月前，曾自然不全流产，并行清宫一次，气血损伤，机体尚未恢复之际，而再次受孕，以致气血益亏，统摄无权，血失常道而外渗甲下，内阻胞宫，导致腹痛。方用益气摄血，活血化瘀之剂而中病，诸恙均平，母子俱安。

妊娠鼻衄

◆ 医案

典型病例： 郭×，女，23岁，榆林市榆阳区人，营业员，2012年2月2日初诊。妊娠3个月，间断鼻衄半月。鼻内灼热发痒，间断衄血，午后手足灼热，舌质红，苔薄黄，脉弦数。平素鼻内火热感伴痒，好用手掏干鼻涕。

辨证：阴虚内热，邪热随胎气上逆，阳络受伤。

治则：清热凉血，止血安胎。

方药：玄参 12g、藕节炭 18g、杭芍 10g、黑荆芥 10g、阿胶 10g（烊化）、黄芩 10g、牡丹皮 10g、白茅根 15g、生石膏 20g、牛膝 6g。3 剂，水煎服，每日 1 剂。

复诊：药尽衄止，手足灼热减轻，胎火渐有降之势，以原方加减。

方药：玄参 12g、杜仲 12g、续断 10g、黑荆芥 10g、阿胶 10g（烊化）、黄芩 10g、牡丹皮 10g、白茅根 15g、生石膏 20g、牛膝 6g。6 剂，水煎服，每日 1 剂。

三诊：3 月后，再未鼻衄，近日有痒感服此方亦效。

按语：此系胎火上逆，烧灼肺窍，迫血妄行，故脉证合参，治以清热凉血、安胎止血治疗，可见鼻衄一证，详其病因、辨证所属，皆能获效。

子肿

◆ 医案

典型病例：张×，女，26 岁，榆林市榆阳区人，教师，2014 年 4 月 14 日初诊。妊娠 5 个月，浑身浮肿 10 天。10 天前，因饮食生冷，即大便溏泻，纳呆腹胀，渐至下肢浮肿，漫及全身，按之如泥，小腹下坠，伴头昏，小便短赤，面色㿠白，周身无力。舌质淡体胖，脉滑。孕期因食生冷致纳呆腹胀，渐起肢肿。

辨证：脾虚不运，水湿内停，外溢肌肤。

治则：健脾消肿，调气安胎。

方药：红参 10g、白术 10g、茯苓 10g、当归 10g、白茅根 18g、续断 18g、杜仲 15g。3 剂，水煎服，每日 1 剂。

复诊：药后小便增加，浮肿略减，原方略加味，继服 3 剂。

方药：红参 10g、白术 10g、茯苓 10g、白茅根 18g、当归 10g、续断 18g、杜仲 15g、车前子 5g（包煎）。3 剂，水煎服，每日 1 剂。

三诊：肿势大减，效不更方，再服 3 剂肿势消净，健脾收功。

按语：本病因脾虚不运，水湿内停，外溢肌肤，治在转运脾机，助脾运化水湿。胞脉系于肾，故治疗时加固肾安胎的续断、杜仲而获效。本案在利水之余重健脾运湿，故显效。

胎位不正

◆ 医案 1

典型病例：徐××，女，28岁，助产医士，榆林市榆阳区人。怀孕31周产检臀位，曾用保产无忧散5剂，隔日1次，连服10天；同时用艾条灸双侧至阴穴，每日1次，每次15～20分钟，第11天产检胎位仍不正。

辨证：气血亏虚。

治则：补中气，正胎位。

方药：补中益气汤加减。组成：党参、黄芪、川续断、桑寄生各15g，炙升麻、炙甘草、炙柴胡各3g，当归身9g，大腹皮、炒枳壳、炒白术各10g，陈皮6g。3剂，水煎服，隔日1次，与艾灸配合治疗。

用艾条灸双侧至阴穴，距离以热感能忍受为度，每日1次，每次15分钟，7天为一个疗程，第8天即由妇科复查，胎位已转正的停止用药，无效者再进行第二个疗程。

按语：中药及艾灸治疗胎位不正有独特的效果，但笔者经验单用艾灸或者配合保产无忧散等效果不甚理想。探究胎位不正之机制，与中气不足，气的功能失调有关，《保产要旨》论难产云："有因气虚不用而难产者。"妊娠六6～7个月是胎儿生长发育旺盛的时期，最需要耗夺元气以自养，若孕妇复因饮食起居，劳养不当等因素，致中气不足，不能托胎为正，或横位，或臀位，或足位，屡见不鲜。与此同时，部分孕妇还会出现少气乏力、气短难续、尿频尿闭或失禁等脾气虚馁证，因此投自拟加味补中益气汤。方用李东垣补中益气汤健脾补中，以起推动作用和激发其胎儿运动，配用枳壳、大腹皮行气宽中，使气机畅达，胎儿在母体中有纠正体位之活动的余地，复以川续断、桑寄生补肾安胎，以固其本，同时配合艾灸，以助药力，故能迅速达到纠正胎位，缩短疗程的目的。有些患者在艾灸至阴穴的同时，曾先后配合保产无忧散、加味补中益气汤治疗后，谓：服用加味补中益气汤时，则胎动比服用保产无忧散时明显加剧，以致难以坐卧。这可能抓住了本方为胎位不正的脾气虚馁之病机有关，方药对症，

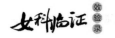

药效明显，故也有此反应。

◆ 医案 2

典型病例： 苏 ×，25 岁，工人，榆林市榆阳区人，孕 9 月，经榆林某医院检查为臀位，行外倒转术未成功，诊见患者神疲乏力，短气少言，面色萎黄，食少，舌质淡，苔薄白，脉细迟。

辨证： 气血虚弱。

治则： 补气，养血，顺胎。

方药： 转天汤加减。组成：人参 3～30g、当归 15～60g、川芎 15g、牛膝 9g、升麻 1.2g、附子 0.3g。水煎服，每日 1 剂，连服 2 剂为一个疗程，2 剂服完后即复查胎位，若胎位尚未转正，可继续再服 1 个疗程，若胎位矫正后复不正常者，可继续服用上方。

1 剂后感胎动增强，2 剂后自转头位，足月顺产一女婴，母女均健康。

按语： 转天汤载于《傅青主女科》，专为难产危证而设。方中人参，用以补气，气足则胎儿有力量自动转位，同时有利于胎儿上行，加升麻以起协同作用。胎儿上行后由于人体本身上部较下部重，这样胎头可自然下行。当归补血之亏，辛香走散，有利于转胎；川芎有活血行气之功，无呆补之弊；附子辛温助阳气，使气血迅达催生；妙在川牛膝、升麻两味，升降并用，以协助上药运转胎体，调整胎位。本方为难产急救之良方，专为脚、手先下之难产而设，故用量必大，非此不效。临床发现产妇出现难产时，在按现代医学产科处理的同时，急服本方一二剂，部分产妇胎位很快得到纠正而顺产，有些虽然胎位不能矫正，但增强了子宫的收缩力，减少了胎儿窒息的发生率及产后出血，故有利于产后子宫的恢复。本方用来矫正胎位，贵在辨证，酌情加减：对气虚较甚者，人参可用至 30g；气虚轻者，可酌情减去人参用量或以党参代之；无气虚之象者，亦可减去人参。血虚明显者，加麦冬 30g、熟地 15g，以大补阴血；若体壮腹壁紧因气机不利引起者，加荆芥 3g、川贝母 3g、羌活 1.5g、甘草 1.5g、生姜 3 片。此乃取程钟龄"撑法"之意，撑开道路，因势利导，使胎头重力向下，以达到顺产的目的。

服用本方后，部分患者可出现轻微心烦，胎动稍增强，此时不需要特殊处理，如出现上述症状后，多安慰患者，使其精神不要紧张。总之，用转天汤正胎位，安全有效，可避免外倒转术合并症的发生，使难产病例显著减少，且较外倒转术副作用少，疼痛轻，故易被患者接受。

妊娠癃闭

◆ 医案1

典型病例： 钱××，女，工人，榆林市榆阳区人，32岁，2006年2月14日初诊。妊娠7个多月，于昨日上午10点左右突然小腹坠胀，时欲小便，量少不爽，于今晨点滴不出，现精神不振，言语低微，面黄，舌质淡，苔薄，脉沉弱。西医诊断为妊娠尿潴留。

辨证： 脾虚气弱，中气下陷，胎气不举。

治则： 补气升提，通利小便。

方药： 生黄芪60～90g，潞党参、白术、当归各16g，肉桂、北柴胡、砂仁、升麻各6g，陈皮3g，茯苓、泽泻、琥珀各10g，杏仁、连翘各7g。水煎取汁300ml，分3次服用，每日1剂。

1剂后尿通畅，小腹坠胀减轻，又投原方2剂诸症告愈。

按语：《金匮要略·妇人杂病篇》曰："妇人病，饮食如故，烦热不得卧而反倚息者……此名转胞，不得溺也，以胞系了戾，故致此病，但利小便则愈，肾气丸主之。"《订正仲景全书金匮要略注》载赵良语曰："然转胞之病，当尽由于下焦肾虚气化而所致耶？或中焦脾虚，不能散精归于胞，及上焦肺虚，不能下输布于胞，或胎重压其胞，或忍弱入房，皆足成此病，必求其所因以治之也。"由此可见，妊娠尿潴留的发生，乃因胞（膀胱）为胎所压，而致小便不通，这与现代医学认为孕妇的子宫扩张、下坠或过度前倾后倾，压迫膀胱，而致排尿困难的认识基本一致。

本病的发病机制关键在于妊娠期间气虚下陷，致使子宫压迫膀胱，膀胱气化无力，升清降浊功能失常而出现尿潴留等症状，所以治此首当抓住"气虚"二字，用加减补中益气汤治疗。方中主以加减补中益气汤以补中提升，脾运则清浊自分，缓解子宫压迫膀胱；肉桂温补命门以助膀胱气化；佐茯苓、泽泻、琥珀以利水通闭，"标本兼治"；用连翘、杏仁少许清气宣上，举中通下。全方同用，可使子宫升提，膀胱气化通利，不需要专门利小便则小便自通矣。当然患者在24小时内未小便时，应用西医导尿术临时导尿，以救燃眉之急，亦是不可缺少的治标手段。实践证明，黄芪的用量宜大不宜小，一般可用至 60 ～ 120g，效果较为理想。

◆ 医案 2

典型病例： 戴 ××，女，23 岁，工人，榆林市榆阳区人，于 2010 年 10 月 5 日就诊。患者第一胎足月妊娠，于 10 月 1 日行会阴侧切加臀牵引娩出一女婴，产后 5 天小便一直不通，持续置导尿管，每隔 3 ～ 4 小时放尿一次，拔去导尿管 8 小时仍不能自行排尿。10 月 5 日刻诊，症见患者形体瘦弱，面色无华，精神差，饮食减少，四肢乏力，多汗，小腹急胀，舌质淡，苔薄，脉缓弱。

辨证： 元气损伤，肺脾气虚，膀胱气化不利。

治则： 补气温阳，健脾行水。

随证选穴： 气血虚者加足三里，便秘者加支沟，气虚者加气海，气血瘀滞者加行间。针刺之前，用导尿方法将尿排空，然后再行针刺。刺关元、中极，45° 角向下斜刺 8 分，以针感传至前阴为佳；三阴交、阴陵泉，直刺 1 ～ 1.5 寸，以针感向下传至足为好；列缺向肘部斜刺 0.2 ～ 0.3 寸。三阴交、阴陵泉、列缺均为左右两穴均针刺，得气后，将针柄接电疗仪，中等强度，用连续波通电 20 ～ 30 分钟，每日 1 次，治疗期间，除导尿外，未用任何药物。同时加灸气海、足三里。次日复诊，治疗同上，约 2 小时后能自行排尿。

按语： "产后小便不通"，相当于西医之"产后尿潴留"。本病以产后排尿困难，小腹急胀，疼痛，甚或小便癃闭为主要症状，由于产后易亡血伤津，瘀血内阻，具有多虚多瘀的特点，故本病临床上多表现为虚实夹杂的证候。针刺宜平补平泻，接电疗仪使刺激得以持续，有助于气至病所。关元能补虚阳益元气；中极具有培元助气化的作用；三阴交可疏通足三阴经气血，调节下焦之气机，以助气化；阴陵泉健脾，清热，利尿；列缺宣肺，理气，利水。五穴配合，共奏补肾，益气，理滞，健脾，通调水道之功，故对产后小便不通具有较好的疗效。

◆ 医案 3

典型病例： 吕 ××，女，25 岁，农民，榆林市神木人，2007 年 11 月

13 日初诊。产后小便不通，患者第一胎足月顺产一男婴，自婴儿娩出后小便即不能自排，已历 10 天，于 11 月 11 日在榆林市某医院妇产科治疗，入院后经用抗菌消炎药物，导尿，膀胱冲洗等治疗仍不能自行排尿，故来我门诊。患者面色不华，呈痛苦貌，头昏无力，小腹胀，小便点滴不出，大便秘结不通，舌苔白厚腻，脉细弱。

辨证： 产后气虚兼湿热下注。

治则： 益气通阳，清利湿热。

治疗方法：

（1）通脬汤：肉桂、沉香各 3g，黄芪、茯苓各 15g，白术、黄柏、知母、泽泻、荆芥、木香各 10g，车前子 12g，生大黄 5g。每日 1 剂，水煎分 2 次服。

（2）将本方第二次煎后的药渣加生姜、大葱、醋各适量同入锅中炒热，布包外敷小腹，每日 1～2 次。于 14 日上午 8 时开始大便，并自行排出小便，通畅，无不适感，二便排出后一身轻松，诸病消失。翌日痊愈出院。

按语：（1）产后尿潴留属于中医学“癃闭”范畴，“癃闭”的形成主要因膀胱气化功能失调有关。《素问·灵兰秘典论》曰：“膀胱者，州都之官，津液藏焉，气化则能出矣。”而膀胱之气化，又为肾所主，故癃闭的形成在于肾与膀胱。其病理性质有虚实两端：实证为湿热下注，气化阻滞，或浊瘀内阻，使膀胱气化无权。本病例诊时为虚实夹杂。一因产时劳力伤气，二因产时大量出血，气随血耗，因而肺脾气虚，不能通畅水道，下输膀胱，导致膀胱气闭，小便不通。复因分娩耗伤肾气，肾虚不能化气行水，更致小便不通。一般产程过长，或手术助产，以及反复导尿，引起尿路感染，均属此类虚实夹杂证。

（2）“通脬汤”有益气温肾，清热利尿之功，方中黄芪、白术、茯苓健脾益气；肉桂温通肾阳化气，可增强排尿功能；知母、黄柏、泽泻、车前子清热利湿；荆芥辛温，有宣上以通下之功；沉香、木香调气降气；生大黄苦寒，能通腑泄热，下瘀血，除下焦湿热，治小便不通。合而用之，可使肺气得宣，脾肾强健，湿热去除，小便自利。

（3）将药渣加生姜、大葱、醋炒热（有的加麦麸）外敷小腹，热敷时患者皆感觉舒适异常，盖此有温通之功，可以提高服药的疗效。

（4）产后尿潴留的患者中大多伴有大便秘结，服用本方大便一通，随之小便自解，因此，通下法是治疗产后尿潴留不可忽视的一个治法，切勿囿于"产后宜温"之说法而不敢使用通下法之生大黄，用之尚未有不良症状出现。

◆ **医案 4**

典型病例： 王××，女，25 岁，工人，榆林市榆阳区人，2012 年 5 月 6 日初诊。产后 4 天，小便点滴不通，经肌内注射新斯的明及导尿后仍无法缓解。刻诊：腰酸痛，纳差，舌苔黄腻，脉沉数。

辨证： 肾虚气化不利，膀胱热结。

治则： 滋肾利尿通关。

方药： 内服滋肾丸加减。组成：黄柏、车前子、猪苓、知母各 15g，肉桂 3g，桔梗、木通各 12g，茯苓 20g，滑石 30g。2 剂，水煎服。如服药 3 剂，72 小时内仍未排尿者，可配合外用药：芫花 9g、肉桂 3g，共研细末，面粉适量，加温开水调成糊状，敷中极穴一夜，方圆约两寸，外加热敷，可用 1～3 次。

加减： 气虚者，加党参、黄芪。脉数发热，炎症明显者，加蒲公英、金银花。大便秘结者加大黄。

药后当晚小便盈盆，翌日又服 1 剂，痊愈出院。

按语： 产后尿潴留属于中医学"癃闭"范畴，与肾的气化不利，膀胱湿热蕴结有关。治以滋肾利尿通关之法，黄柏、知母大苦大寒，能泻肾火而保真阴，加少量肉桂引火归原，助气化而通水道，车前子、滑石、猪苓、木通、茯苓渗湿，清热，利尿通淋。更佐一味桔梗宣上以助利尿，共奏滋肾利尿，通关之效。少数患者服药效果欠佳，配合肉桂、芫花外敷中极穴，以助膀胱气化而利尿，相得益彰，可提高疗效。

◆ **医案 5**

典型病例： 冯××，26 岁，工人，榆林市榆阳区人，孕 1 产 1，因宫缩无力，滞产，行会阴侧方切开，胎头吸引器助产分娩，产后 10 小时排尿困难。

辨证： 肺气不利。

治则： 宣肺利气，通调水道。

治疗方法： 蝉蜕（去头足）9g，加水 500～600ml，煮沸至 400ml 左右，15 分钟后去渣加适量红糖，给患者一次服完。若在 5～6 小时不能自解时可重复再给一次，同时可辅以肌内注射新斯的明 0.5mg，针灸，物理疗法等治疗。服药前嘱咐患者树立治疗的信心。按常规服用本方，5 小时后第一次排尿量为 300ml，排尿后患者感到舒适轻松。此后小便如常。

按语： 一味蝉蜕汤治疗产后尿潴留，疗效显著，在服药后 1 小时左右自解小便，最短者仅 5 分钟。查有关蝉蜕记载：蝉乃土木余气所化，饮风露而不食，其气清虚而味甚寒，故除风热，其体轻浮，故而宣肺，其性善脱而催生下胞。笔者根据其宣肺性善脱，以通调水道的作用，治疗产后尿潴留，发现本品似有肌肉松弛，消除尿道括约肌痉挛的作用。

产后病

产后病是指产妇在产褥期内发生的与分娩或产褥有关的疾病。产褥期是指产后 6～8 周。产后 1 周称为新产后。

产后产妇具有多虚多瘀的特点，故产后病的发病机制可概括为三个方面。一是亡血伤津：由于分娩用力、出汗、产后出血等，使得阴血暴亡，虚阳浮散，或血虚火动，易致产后发热、产后大便难等问题。二是瘀血内阻：产后余血浊液易致瘀滞，气机不利，血行不畅，或气机逆乱，可致产后腹痛、产后发热、产后身痛、恶露不绝等。三是外感六淫，饮食、劳倦、房劳所伤：产后气血俱伤，元气受损，百节空虚，腠理不实，卫表不固，摄生稍有不慎，均可导致产后腹痛、产后发热、产后身痛、恶露不绝等。其中历代医家对新产疾病非常重视，如《金匮要略》云"新产妇人有三病：一者病痉，二者病郁冒，三者大便难"，并指出其危害性；《张氏医通》论"三冲"，即冲心、冲肺、冲胃，还指出"大抵冲心者，十难救一；冲胃者，五死五生；冲肺者，十全一二"。该书又提出产后"三急"："产后诸病，惟呕吐、盗汗、泄泻为急，三者并见必危"。

产后病的治疗应根据亡血伤津、瘀血内阻、多虚多瘀的特点，本着"勿拘于产后，勿忘于产后"的原则，细心审查，辨证论治。产后用药，应时刻掌握"三禁",即禁大汗,以防亡阳;禁峻下,以防伤阴;禁通利小便,以防亡津液。

产后癃闭

◆ 医案1

典型病例: 张×,女,28岁,榆林市定边人,工人,2013年10月14日初诊。患者系初产妇,因分娩时产程过长,产后致使小便点滴不通,经按摩、热敷而无效,予插导尿管排尿缓解,然去导尿管后,小便依然不通,历时已3天。惧其尿路感染,邀余诊治,触及膀胱充盈,少腹胀满,恶露不多,面色㿠白,气短懒言,口淡不欲饮水,苔薄白,脉细弱。

辨证: 产后气虚,膀胱气化失职。

治则: 补益气血,化气行水。

方药: 五苓散加味。组成:白术10g、泽泻12g、茯苓12g、桂枝10g、猪苓10g、黄芪30g、当归10g。2剂,水煎服,每日1剂。

水煎服1剂,约3小时后,小便即能自解,现已恢复正常。

按语: 新产之后,气血虚弱,加之产程延长,压迫膀胱,气化无权,从而致使癃闭,故取五苓散化气行水,通利小便。健脾利水之中加黄芪、当归补气养血亦为关键,以助生化之源,使气化有权,膀胱则开阖有序,水道自能通利矣。

◆ 医案2

典型病例: 章××,20岁,银行职员,榆林市神木人,2012年10月27日就诊。产妇于昨天在榆林市某医院用产钳助产,之后发生小便不通,一天导尿多次。诊见:小便点滴不出,面色苍白,神疲乏力,头晕目眩,心悸,呼吸气短,舌淡苔薄,脉细弱。

辨证: 滞产耗伤气血,致气虚下陷,不能升清降浊。

治则: 滋肾补气,益气燮溲。

方药: 益气燮溲汤加减。组成:党参、金樱子、怀山药各15g,黄芪20g,白术、茯苓、车前子、山茱萸各10g,当归9g,萹蓄6g,木通5g,桂枝2g,桔梗3g。每日1剂,水煎服。1剂药后即有尿意,2剂尿出如常，再服 2 剂以巩固疗效。

加减： 小便不通者，加桔梗 3g、木通 5g、车前子 10g。尿意频数者，加益智仁、覆盆子各 10g。小便滴沥或遗尿者，加补骨脂、桑螵蛸各 15g。伴恶寒发热，小便频数，淋沥涩痛，血、尿常规检查示有尿路感染者，加白花蛇舌草 15g、栀子 10g、猪苓 10g。

按语： 本例采用益气燮溲汤固中气以升清降浊，佐以桔梗开提肺气于上，桂枝、黄芪通阳化气，木通、车前子、萹蓄、茯苓泻浊利尿于下，上通则下达，气升则水降。丹溪曰："金樱子属土而有金与水，脾肺肾之入，固其宜也。"2 剂后尿出如常，再服 2 剂予以巩固而收全功。

产后发热

◆ 医案 1

典型病例： 席 ×，女，25 岁，榆林市鱼河人，2014 年 1 月 14 日初诊。产后失血，汗出，继而 5 日后发热起病。产后 3 天，出血量多，汗出不止，身热不解，伴精神萎靡，面色苍白，气短懒言，语声低微，口干口渴，心烦，小腹痛喜按，大便干燥，舌质红少苔，脉细数。

辨证： 产后失血过多，气阴亏耗，而生内热。

治则： 补益气血，理气化瘀止痛。

方药： 当归 10g、桃仁 10g、麦冬 10g、熟地 12g、杭芍 12g、川芎 6g、香附 6g、黄芪 18g。3 剂，水煎服，每日 1 剂。

二诊： 药后身热减轻，仍有腹痛，原方去香附加延胡索，继服 6 剂。

三诊： 烦热再减，腹痛亦减，便通，精神好转，舌质淡红少苔，脉细数。原方继服 6 剂。

四诊： 药尽身凉烦止，诸症皆缓而愈。

按语： 本病系产后失血过多，伤气伤血，气血两亏而生内热，在治疗上采用桃红四物汤加减，桃仁、香附理气活血化瘀而祛恶露。配黄芪补气固表，用麦冬清心除烦。全方具有补益气血，理气化瘀止痛作用。

◆ 医案 2

典型病例： 吕 ×，女，24 岁，榆林市榆阳区人，工人，2011 年 11 月

2日初诊。产后2日，突然发热恶寒。产后汗出，感受风寒，突发发热恶寒，鼻塞流涕，汗出不止，口干渴，头痛，大便干燥。舌质红少津无苔，脉细浮。

辨证：产后气血两亏，卫气不固，风寒之邪乘虚而入，正邪相搏。

治则：辛温解表，补血通便。

方药：生地30g、当归10g、杭芍10g、荆芥10g、防风10g、紫苏叶10g、肉苁蓉18g。2剂，水煎服，每日1剂。

二诊：热退大半，大便仍干燥，舌质淡红少津苔白，脉细。原方加火麻仁18g，再进3剂。

三诊：热退身凉，唯大便干燥，服麻子仁丸通便而愈。

按语：产后发热，阴虚阳浮，卫外不固，风寒之邪侵袭肺卫，故此案应属产后血伤阴虚内热，外感寒邪，故在治疗时解表之后采用生地、当归、火麻仁补血滋阴，润肠通便，使得表寒得解，阴血得补。

◆ **医案3**

典型病例：蔡×，女，23岁，农民，榆林市姬岔人，2013年11月6日初诊。人工流产后便恶寒、发热、头痛，服用四环素、安乃近等药，上症消失。3天之后，复发热、恶风、自汗，体温在38.5～39.6℃之间。服用西药及中药，热仍不退。询其术中出血量多，现阴道出血已止，发热、微恶风寒，肢体疼痛，面色苍白。舌淡，苔薄白，脉数无力。

辨证：气血虚弱，外邪入侵。

治则：益气养血，和营解表。

方药：桂枝10g、白芍10g、白术10g、金银花10g、防风10g、黄芪30g、当归15g、甘草6g。姜3片、枣3枚煮水做引。2剂，水煎服，每日1剂。

复诊：2剂服完，体温降至37.6℃左右，药已中病，守前方3剂，病告痊愈。

按语：人工流产后诸症，为金刃所伤范畴，论治应按产后病原则处理。此例针对术中出血量多的病史，以伴恶风汗出症状及脉数无力为辨证之主要依据，大胆地将温补剂用于高热，收到了意外之效。

恶露

◆ 医案 1

典型病例： 徐××，32 岁，会计，榆林市绥德县人，2009 年 4 月 21 日行人工流产后，一直恶露未绝，于 5 月 5 日来我门诊。诊见恶露量少，色淡红，质稀，无臭气，腹痛绵绵，腰酸背痛，头昏神疲，大便溏薄。妇科检查：外阴经产，阴道畅通，宫颈光滑，有少量淡红色血液，宫体后位饱满无触痛，双侧附件未见异常。苔薄白微腻，舌质淡红，脉细弱。血象检查未见异常。

辨证： 产时失血耗气，气不摄血，冲任失固。

治则： 补气升提，固摄冲任。

方药： 黄芪、党参、白术、白芍、阿胶珠各 10g，升麻 3g，柴胡 5g，续断、桑寄生各 10g，艾叶 3g，陈皮 6g。

复诊（5 月 10 日）：恶露已净 2 天，诸症均有好转，唯少腹隐痛未消，原方去阿胶珠，加木香 5g，调治而愈。

按语： 根据笔者临证经验，将恶露辨证分型为气虚型、血瘀型、湿热夹瘀型。

气虚型：宜补气升提，固摄冲任。药用黄芪、党参、白芍、白术、阿胶珠各 10g，升麻、艾叶炭各 3g，陈皮 6g。

血瘀型：宜活血祛瘀生新。药用当归、赤芍、桃仁、丹参、山楂、泽兰各 10g，川芎 6g，益母草 15g，炮姜 5g，陈皮 6g。

湿热夹瘀型：宜清热利湿，化瘀止血。药用忍冬藤、败酱草各 30g，益母草 15g，山药、黄芩、薏苡仁、山楂、当归、川楝子、生地各 10g，黄柏 6g。

经观察笔者诊治产后恶露不绝 36 例患者发现，其病理特点是多湿多瘀，湿邪易侵，内蕴化热，湿热与瘀相杂形成湿热夹瘀证，故出现恶露不止，色红量较多，或紫黑腥臭，面红唇绛，头昏潮热，烦渴欲冷饮，口苦咽干，便结溲黄，脉细数，苔黄腻，舌绛或有紫气。治疗必须着眼瘀和湿的矛盾，在清热利湿的同时加入活血化瘀之品，方能收到预期效果，即使属于气虚型，治疗时也要顾及瘀的问题。细究气虚型收效较差的原因，可能与忽视瘀的治疗有关，因为产后耗气伤血，加之长期卧床休息，气血运行不畅，气滞必然导致瘀血内停，因此治疗气虚型恶露不尽患者时，如果收效不理想，临床上即使无腹痛，笔者认为也可以酌情加入祛瘀之品，提高疗效。

◆ **医案 2**

典型病例： 张××，女，35 岁，工人，榆林市榆阳区人，2008 年 4 月已经怀孕 3 个月，无任何原因突然流产，下血紫暗有块，20 余日不止，妇科行清宫术后，经中西药治疗而止。2010 年 5 月怀孕 3 个月又自然流产，予服生化汤丸，阿奇霉素等治疗月余，阴道下血仍然不断，症见下血淡红，量多，兼夹血块少许，无臭气，小腹坠胀，腰痛，头晕心悸，胃脘隐痛，食欲不振，面色少华。舌质淡红，苔薄白，脉沉缓。

辨证： 肾气不足，冲任不固。

治则： 益气养血，固摄冲任。

方药： 以安冲汤为基本方。组成：白术、黄芪、龙骨、牡蛎各 20g，生地、白芍、茜草、阿胶（烊化）各 10g，海螵蛸、续断各 12g。水煎服，每日 1 剂。

加减： 血热者，加白头翁 12g。腰痛者，加杜仲 10g。纳呆者，加焦三仙各 12g。恶心者，加姜半夏 10g。心悸者，加炒酸枣仁 15g。

服药 3 剂，下血停止，腰痛略轻，上方去海螵蛸、茜草，加炒酸枣仁 15g，砂仁 6g。连治两周，心悸得平，食欲增加，身体康复。

按语： 产后恶露不绝，主要是产时失血耗气，冲任不固，不能摄血。如《胎产心法》云："产后恶露不止，非如崩证暴下之多也，由于产时伤其经血，虚损不足，不能收摄，或恶血不尽，则好血难安，相并而下，日久不止。"故治宜补气和血，固冲止血，方用张氏安冲汤与证合拍。取白术、黄芪、生地、白芍补气和血，龙骨、牡蛎、续断、海螵蛸、阿胶固冲止血，茜草能通经血，对产后失血，恶露不尽，疗效较好。

◆ **医案 3**

典型病例： 胡××，30 岁，工人，榆林市榆阳区人，2013 年 5 月 1 日初诊。孕 3 产 1，孕 20 周，用利凡诺引产后第三天胎儿胎盘滞留，肌内注射催产素后一个疗程（一小时），仍未自娩，故稍行牵拉助娩，胎盘娩出后检查，母体面粗糙，胎膜大量残留。舌淡，脉涩。

辨证：瘀血内停。

治则：活血祛瘀。

方药：以生化汤加减为基本方。当归、莪术、炒蒲黄各15g，川芎、桃仁、三棱各12g，益母草、墨旱莲各24g。7剂，水煎服，每日1剂。

加减：腹胀者可加枳壳、陈皮。

予基本方后，阴道内有明显胎膜样组织排出，无发热等，服药6剂后阴道出血干净而愈。1个月后复查，诉一般情况好，无任何不适。

按语：引产后患者元气亏损，劳伤冲任，气血虚弱，或气滞血瘀，或气虚寒凝而致血崩或胞衣不下。生化汤系产后活血祛瘀，温经止痛的传统用方，根据有关资料记载，当归、川芎、桃仁等药均对子宫有明显收缩作用以及抑制细胞色素氧化酶的作用，故本方治疗引产后胎物残留，简便、安全、有效，但用药时要注意观察体温、血象的变化，对症处理，同时要特别注意子宫收缩情况及阴道恶露量和排出物，如子宫收缩力差，出血量多者，应多用几剂药或行清宫术。

产后阴道血肿

◆ 医案

典型病例：邬××，32岁，工人，米脂人，于2009年8月因妊娠高血压综合征行产钳助产，产时发现会阴切口顶端黏膜下血肿，行血肿剜除术，12小时后又重复出现血肿，并向阴道顶端延伸，即第二次手术予以剜除缝合，10天后发现左下腹近盆骨壁处有一12cm×8cm×6cm大小之包块，质硬，不活动，压痛明显，似因阴道血肿向上渗透所致之"阔韧带血肿"。

辨证：瘀热互结。

治则：活血化瘀，清热解毒。

方药：以产后化瘀消炎方为主。组成：紫丹参、鸡血藤各30g，地丁草、红藤各24g，金银花18g，三棱、五灵脂各12g，红花、桃仁、莪术、延胡索、连翘、生蒲黄各10g。亦可加入煅牡蛎、煅龙骨、炙鳖甲等。煎汤，浓缩成200ml，分两次保留灌肠，每日1剂，3天为一个疗程。药渣外敷于左下腹包块处，4天后包块明显缩小，B超测得包块大小为

7cm×7cm×5cm，又连续用药 7 天后包块消失，而获痊愈。

如 3 天后血肿仍未完全消失或仍有疼痛感，可继续治疗一个疗程，一般用药不超过两个疗程即可痊愈。血肿巨大，疼痛剧烈，热度较高者，可每日 2 剂，1 剂口服，1 剂保留灌肠。

按语：产后阴道血肿是由于产程中创伤造成气血运行不畅，以致形成瘀阻气滞的血瘀现象，一般来说血瘀的表现有疼痛、瘀斑、红肿、发热等症状，因此拟以活血化瘀为主，佐以清热解毒消炎的"产后化瘀消炎方"治疗。本方以丹参为主，丹参用量较大，一般为 30g，其作用为活血化瘀消肿痛，配以红花、桃仁、三棱、莪术、延胡索、蒲黄、五灵脂、红藤，更增强其活血化瘀之功效，再配以地丁、金银花、连翘以清热解毒。产后一般气血双亏，理应益气养血，故方以活血化瘀为主，加鸡血藤则着眼于补血行血之功效，对于有渗血、渗液者则可以加煅龙骨、煅牡蛎、炙鳖甲等收敛滋阴之品。

人工流产后出血

◆ 医案 1

典型病例：刘××，女，38 岁，农民，榆林市榆阳区人，2010 年 12 月 20 日就诊。行人工流产后阴道出血 1 个月，服西药止血不效，妇科行清宫术，并注射青霉素 5 天，阴道出血仍然淋漓不净，血色暗红，时有小血块，左下腹隐隐胀痛，纳差身怠，二便正常。舌质暗红，舌尖左边有小瘀血点，苔薄白，脉沉涩。

辨证：气血失调，胞脉闭阻。

治则：活血祛瘀，宣通气血，佐以补脾益气。

方药：逐瘀汤加减。组成：当归尾、川芎、赤芍、桃仁、红花、黄芪、党参各15g、丹参、益母草各30g，生、炒蒲黄，牡丹皮，牛膝，香附，炮山甲各10g。水煎服，每日 1 次，分 2 次温服。

加减：气虚者加炒栀子 10g、地榆炭 30g。阴虚者加墨旱莲 30g、阿胶 10g。腹痛者加延胡索 10g、五灵脂 8g。

服药 2 剂，阴道下瘀血两块后，出血顿止，腹胀痛消失。继以归脾汤 5 剂善后。

按语： 人工流产后出血，多因人工流产后损伤冲任，以致胞脉闭阻，冲任失调，加之外邪侵袭，气血失调，血瘀胞中而下血不止，用逐瘀汤活血祛瘀，调理气血，瘀血散，血自止。

◆ **医案 2**

典型病例： 李××，女，27岁，工人，子洲人，2004年4月就诊。怀孕65天行刮宫术后，阴道出血淋漓不尽十余天，恶露呈暗红色，伴少腹坠痛拒按，西医用止血剂对症处理无效。舌质红，苔薄白，脉细涩。

辨证： 瘀血停滞。

治则： 活血化瘀，温通血脉，散结止痛。

方药： 桂枝茯苓丸合失笑散加减。组成：桂枝9g、茯苓、牡丹皮各12g，白芍15g，桃仁、五灵脂、蒲黄各10g。水煎服，每日1剂。

加减： 血虚者加红枣皮、女贞子。

服1剂后流出瘀块，腹痛明显减轻，第2剂去桃仁、蒲黄，服后恶露尽，腹痛止。

按语： 人工流产后所致少腹坠痛，阴道出血，淋漓不尽，多因腹宿癥块。正如《金匮要略》所述："血不止者，其症不去故也，当下其症。"笔者以桂枝茯苓丸与失笑散合用，取其活血化瘀，散结止痛，故可收癥去漏止，结散痛定之效。

◆ **医案 3**

典型病例： 王××，28岁，工人，靖边人，于2014年11月12日以人工流产后阴道出血13天而就诊。13天前因闭经42天行吸宫术，术后阴道一直出血，量多色红，无血块，下腹隐痛，腰酸乏力，纳差。既往月经正常。舌红苔薄白，脉沉细。

辨证： 肝肾亏虚，瘀血内停。

治则： 补肾祛湿，活血化瘀。

方药： 补肾祛湿固冲汤。组成：生黄芪24g，益母草、马齿苋各15g，桑寄生、土茯苓、鸡冠花各12g，当归、白术各10g。水煎服，每日1剂。

服上方3剂后流出2cm×2cm大小的肉样组织，仍感觉腰酸下坠，有少许出血，再服药 5 剂后血止。共服 9 剂，随访一切正常。

按语： 人工流产后出血，常见于盆腔炎症和吸宫不全，由于人工流产后易损伤胞脉和肾经，又易受外邪侵袭，使冲任带三脉受阻，气血不畅而瘀滞胞宫。用补肾祛湿固冲汤，和气血，补肝肾，解毒除湿，化瘀痛经，从而使瘀排出而血止。一般服药 3 剂即血止，盆腔炎症者需多服。

产后血晕

◆ 医案

典型病例： 赵××，24 岁，榆林市神木人，工人，2006 年 3 月第一胎产时不顺，产后出血不止，头晕目眩。诊见其出血不止，面色苍白，大汗淋漓。舌淡无苔，脉沉细。

辨证： 禀赋虚弱，冲任不固。

治则： 凉血，补血，祛风，化瘀止血。

方药： 取干荆芥穗 31g，炒至焦黑，研细末过筛。每次用 6g，加童子尿 50ml，调匀趁热频服至血崩止。若口噤者，撬开牙齿灌入，如口闭难启齿者，采用鼻饲法。

服后半小时出血大减，1 小时后血止，自述腹中空虚，继投独参汤 1 剂，20 分钟后腹中空虚感消失。

按语：《女科经纶》曰："产后血晕其由有三：有使力过多而晕，有下血多而晕，有下血少而晕。"《难经》有云："气为血帅，血为气母。"二者密切相关，在生理上维持协调平衡，在病理上，二者亦常相互影响。产后血晕，其主要病理机制是产妇禀赋虚弱，冲任不固，加之产时过度用力而耗伤正气，气虚不摄血，失血甚多，气随血脱，使得暴崩下血不止，荆芥穗炭具有凉血止血祛风之功，童子尿通补血脉，使血流通畅，二药共奏凉血补血，祛风，化瘀止血之功。《本草纲目》"产后血运"云："筑心眼倒，风缩欲死者，取干荆芥穗持筛末，每用二钱匕，童子小便一酒盏，调匀，热服立效，口噤者挑齿，口闭者灌鼻中皆效，近世名医用之，无不若神。"因产后出血甚多，导致虚脱，当即采用治标止血之法，立即应用固护元气之独参汤及增液汤以恢复元阴元阳，恢复机体的气机功能，故收卓效。

产后会阴切口感染

◆ 医案

典型病例： 陈×，28岁，榆林市榆阳区人，工人，2003年3月20日初诊。产前检查一次，因胎儿宫内窘迫行产钳助产娩一女婴，羊水呈草绿色，产后持续低热37.5℃以上，产后第4天会阴切口拆线后部分裂开，局部红肿有脓液。舌红苔黄，脉滑数。

辨证： 下焦湿热。

治则： 清热燥湿，凉血解毒。

方药： 苍术30g、黄柏9g、大青叶30g。每日1剂，水煎2 000ml，熏洗会阴部，一日2次。

2天后患者会阴切口创面肿退，清洁，干燥，切口新生肉芽，于一周后痊愈。

按语： 会阴切口感染是产科常见并发症，其发生率与产前阴道检查、分娩方式及羊水状况有关，会阴切口感染，局部红肿，有脓液，属下焦湿热范畴，应用二妙散（苍术、黄柏）加大青叶煎水熏洗具有清热燥湿、凉血解毒的功效，疗效满意。

产后咳嗽

◆ 医案

典型病例： 高×，女，26岁，教师，榆林市横山人，2012年12月16日初诊。主诉：咳嗽气喘。产后6天突然发热恶寒，热多寒少，经治疗感冒减轻，但咳嗽气喘加重，喉中鸣痰，痰黄而稠。舌质淡红苔白，脉浮细。

辨证： 风热之邪束肺，引动伏邪与热互结，致肺气不利。

治则： 清热化痰，宣通肺气。

方药： 地龙10g、茯苓10g、半夏10g、僵蚕10g、贝母10g、瓜蒌8g、紫苏8g、枇杷叶12g、金银花12g、桑白皮12g。3剂，水煎服，每日1剂。

复诊： 药后身热俱轻，咳喘缓减，原方加味继服。

方药： 地龙10g、茯苓10g、半夏10g、僵蚕10g、贝母10g、瓜蒌

8g、紫苏8g、枇杷叶12g、金银花12g、桑白皮12g、桔梗10g。3剂，水煎服，每日1剂。

药尽身热咳喘消，病愈。

按语： 此乃产后肺卫虚弱，风热之邪乘虚而入外束肺卫，引动伏邪，风与热夹痰相搏，阻滞肺气而致喘咳，故在治疗时，在原方发散风热、通络化痰的基础上，加味桔梗，加强宣通肺气之力，使得表热得解，肺之宣发肃降之功复衡，病得愈。

产后腰痛

◆ **医案**

典型病例： 李××，女，38岁，仓库保管员，榆林市神木人。腰痛连及骶部1年多，近几个月加重。腰膝酸软，乏力，疲劳及受凉时加重，休息及得暖缓解，喜按，弯腰转动无明显障碍疼痛，步履艰难，小腹胀满挛急，气从小腹逆上，脊背强直，月经量多，每次来10天不止。色淡而瘀暗，周期紊乱。白带多，色黄白而稀，口淡，胃纳差。顺产两胎，孩子健在，人工流产4次。1年前做绝育手术。妇科检查示慢性盆腔炎。刮宫活检：月经期子宫内膜，伴慢性子宫内膜炎。经多方治疗无效，于2004年1月15日前来就诊。患者面色微黄，唇略白，体形中等，自动体位。小腹两侧有明显压痛，喜按，腰骶部有叩击痛。

辨证： 脾肾亏虚。

治则： 补益脾肾，益气养血，填精壮腰。

方药： 四物汤合理中汤加味。杜仲、续断、白术、干姜、当归、白芍、川芎各12g，党参、杜仲、续断各15g，熟地30g，炙甘草10g。水煎服，每日1剂，分温3次服。

投上方4剂后，腰痛明显减轻，白带除，6剂后诸症消失，半年后随访至今未见复发。

按语：《素问·脉要精微论》云："腰者甚之府，转摇不能，肾将惫矣。"说明腰痛与肾关系最大，腰为肾之外候，一身所待以转移开辟，肾气受损，腰痛遂成。妇人又以血为主，血为阳明水谷所化生，凡七情、饮食、劳倦内伤，多胎多产所伤终必归于脾胃，阳气日亏，则饮食日减而脾胃之气竭，阴气日亏，则精血日涸而冲任之气尽，故妇人之腰痛与脾肾关系密切。故温脾肾，益气血，填精壮腰为治疗妇人虚性腰痛基本法则。

乳疬

◆ 医案

典型病例：刘××，女，31岁，靖边人，工人，2007年7月3日初诊。左乳上方生一肿块，已有1年余，初起如蚕豆大，不疼痛，经某医院诊断为"乳房纤维腺瘤"。患者不愿手术治疗而转求中医治疗。检查：左乳上方有一肿块如鸡蛋大（约3cm×3cm），呈圆形，质地较硬而有弹性，推之能动，边界清楚，与皮肤及周围组织无粘连。时时胸闷嗳气，舌脉正常。

辨证：肝胃不和，气滞痰凝。

治则：理气化痰，通络散结。

治疗方法：

（1）内服乳疬内消汤：夏枯草12g，炒橘核、青皮、法半夏、浙贝母各9g，制香附、蒲公英、生牡蛎各15g，皂角刺、露蜂房各6g，黄药子12g。水煎服，每日1剂。15剂后，左乳肿块全部消失，停用外用药，再以原方调服10天以巩固疗效，3年后随访未见复发。

肿块坚硬，日久不消者，加鹿角粉6g（研末冲服），郁金、赤芍各9g。阴虚者，加沙参、枸杞子各9g，生地12g。气虚者，加党参15g、炙黄芪30g。血虚者，加熟地、何首乌各15g。腰酸肢软者，加杜仲、菟丝子各9g。心悸、失眠者，加酸枣仁、柏子仁各9g，夜交藤30g。疼痛甚者，加制乳香、制没药各9g，炒延胡索12g。

（2）外治法：①塞鼻法。法半夏9g、白芥子18g，共研细末。临用时，以药棉浸酒精搓干蘸药末，将药棉卷成长条塞入鼻孔内，或用二层纱布置入药末塞鼻（左乳塞右鼻，右乳塞左鼻，两乳交替塞两鼻），一日3次，每次塞1~2小时。②消核散（自拟方）。组成：皂角刺、露蜂房、山慈菇、樟脑各90g，生半夏、生南星各150g，全蝎、蜈蚣各60g。上药共研细末，临用时，视患处大小取消核散适量用陈米酒（或鸡蛋清）调敷患处。外用纱布固定，每日换药一次，药层干后，宜随时取下，再调再敷，

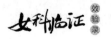

以保持药层湿润。

按语： 乳房为肝脾二经循行之处，故乳房之病，无论男女，主要因气滞痰凝，郁结乳络所致，肝脾气滞是发病的内在条件，而痰凝乳络是致病的主要诱因。本方用炒橘核、青皮、制香附疏肝理气以解郁，蒲公英、黄药子、夏枯草清热凉血解毒以消肿散结，法半夏、浙贝母温化痰饮以散结，皂角刺、露蜂房、生牡蛎消肿软坚。全方合奏理气化痰，散结通络之功。再配以鼻塞药，使药力由气道入病所，化痰开郁散结之力甚著；消核散外敷，使药力直达病所，故奏效尤捷。经临床反复验证，内外并治，比单一内治法疗效显著。

乳核

◆ 医案

典型病例： 刘××，女，28岁，教师，榆林市榆阳区人，2005年3月15日初诊。两乳房核桃样包块已两年，经行前期两乳房胀痛加重，经多方治疗疗效不佳。刻诊：两乳房包块推之可移动，不与皮肤粘连，重压则痛，皮色如常。病起生气后，初觉乳房沉胀，继则乳房增大，疼痛如刺。舌质紫暗，苔白腻，脉沉涩。病理切片检查：镜下见少量成团的分化良好的腺细胞，确诊为乳腺增生症。

辨证： 血瘀痰凝结聚乳房。

治则： 解郁祛痰，益气健脾，活血化瘀，软坚散结。

治疗方法：

（1）内服乳腺增生汤。组成：当归、赤芍、茯苓、炮山甲、三棱、贝母、香附各15g，白术、红花、桃仁、青陈皮各12g，柴胡10g，全瓜蒌30g，蜈蚣2条。加减：气虚者，加黄芪、党参。疼痛者，加乳香、没药。发热者，加金银花、白花蛇舌草。

（2）外用青黄散。组成：大黄60g，青黛、炮山甲、冰片各30g，土鳖虫20g。制法：将上药粉碎过100目筛，装瓶备用。用法：上药加香油适量及白酒少许调和成膏外敷于增生的乳房包块处，每3天换药一次。

按语： 慢性乳腺病多由忧思伤脾，恼怒伤肝所致。如脾伤则运化失常，聚湿成痰，肝伤则筋脉失养，肝络不遂则气血郁结于乳房。治疗上如用药合理，可以早日痊愈，如病情拖延，郁怒过度，以致肝虚血燥，或脾虚痰凝，乳房包块增生，这时单靠内服药物疗效较差，须内外合治，扶正祛邪，方可获卓效。组方宗旨是根据痛久邪必入络，络郁既久，则生"郁极乃发"的郁凝之证，故拟方以解郁祛痰、益气健脾、活血化瘀、软坚散结通络为主，用当归、赤芍、桃仁、红花、炮山甲、蜈蚣活血祛瘀，柴胡、青陈皮、香附、全瓜蒌、贝母、半夏解郁祛痰，白术、茯苓益气健脾，杜绝生痰之源。青黄散具有清热解毒、化瘀散结之功效，内外配合，能使气行痰祛，血活瘀消而收效。

乳癖

◆ 医案

典型病例： 刘××，女，34 岁，干部，榆林市榆阳区人，2007 年 10 月 12 日，因双乳胀痛，乳内有肿块，拒触碰就诊，同时伴有口干，心烦易怒，失眠多梦等。自述发现双乳内有肿块已 3 年余，每于月经前 1 周左右即感觉双乳胀痛，触之痛甚。月经后双乳胀痛可逐渐减轻而至消失，肿块亦似有缩小变软，月经提前，量较多，夹有少许瘀血块。曾在医院诊断为乳腺增生症，并服用过中成药（药名不详），无明显好转。顺产一女孩，已 8 岁，人工流产 3 次。检查：患者双乳外观无明显异常，右乳外上象限可扪及多个条索、小颗粒状结节聚集一处，约 3cm×3.5cm，边缘欠清晰，中等硬度，表面尚光滑，推之可动，触痛明显，左乳外上、下象限交界处，可扪及较右乳稍小而性质相似的肿块，双乳头无溢液。苔薄黄，脉弦细。

辨证： 气滞血瘀。

治则： 理气活血，软坚散结。

方药： 以消癖汤为基础方。组成：柴胡、桃仁、红花、王不留行、皂角刺、白芍、当归、昆布各 10g，海藻、浙贝母、夏枯草各 15g。每日 1 剂，水煎服。并嘱咐患者煎药前，先用适量水浸泡药物半小时，然后煎药，一般应服药 1～3 个月。

加减： 气滞加郁金、川楝子各 10g。血瘀加延胡索 12g、丹参 15g，去柴胡。气血两虚加炙黄芪、潞党参各15g，熟地20g，当归、白芍均增至20g。

治疗35天后，肿块明显缩小变软，效不更方，继服原方，共服85剂，乳痛及肿块消失，舌脉复常，然后给服逍遥丸2瓶善后。10个月后随访未见复发。

按语： 方中柴胡疏肝行气，桃仁、红花活血化瘀，王不留行、皂角刺散结通络，当归活血补血，白芍缓急止痛，养血益阴，浙贝母、夏枯草清热散结，海藻、昆布软坚散结；诸药合用，可使气血行，郁结散而肿痛消。

缺乳

◆ 医案1

典型病例： 杨××，女，24岁，榆林市榆阳区人，工人，1999年初诊。患者产后5日，乳汁甚少，产时出血较多，面黄自汗，体倦乏力，纳呆食少，舌苔薄白，脉细迟缓。

辨证： 气血两虚，不能生乳，乳窍不通。

治则： 补益气血通乳。

方药： 黄芪40g，党参30g，当归、生地、麦冬各15g，桔梗、木通、炒王不留行各10g，炮山甲、通草、皂角刺、漏芦、天花粉各6g。

用法： ①将上药共研粗末。购健猪前蹄一对，煮烂后取出，去除浮油，以汤煎药，共煎500ml左右，顿服。②上药共研细末，每服30g，每日2次，以猪蹄汤冲服最佳。以上二法应酌加红糖适量。两乳房以热碗罩之出透汗更佳。

加减： 气血两虚者倍参芪。血虚肝郁者倍炮山甲、通草。

按语： 方中黄芪、党参补益气之源以引血，当归、生地生阴血以气引之变乳汁，配木通、王不留行、炮山甲、通草、皂角刺、漏芦通经下乳，加桔梗上行乳汁，天花粉、麦冬二者配合生津变乳汁，加上用猪蹄汤为下乳要药，达到气血得生，乳汁自下的目的。

◆ 医案2

典型病例： 陈××，女，26岁，工人，榆林市神木人，2013年9月

26 日由患者爱人代为叙述。产后 10 天。第 6 天患者因与其婆婆发生口角，后两侧乳房胀硬，乳汁减少，自用鲫鱼、黄花、猪脚、人参等罔效。

辨证：肝气郁结，乳络滞塞，乳汁不能畅下。

治则：疏肝通络，散结活血下乳。

方药：柴胡、棉花子、当归各 12g，川芎 6g，木通 18g，通草、王不留行各 15g，穿山甲、桔梗、路路通、漏芦各 10g。每日 1 剂，水煎服。

加减：乳房不胀，点滴无乳者，去柴胡、川芎、漏芦，加党参、黄芪、麦冬、熟地、太子参。乳房胀硬有包块者，加青皮、橘核、皂角刺、白芷。乳房胀痛而伴灼热者，加蒲公英、连翘、蚤休。

服药 1 剂，乳汁见增，3 剂服毕，乳汁如泉，足以哺乳。

按语：陈自明曰："出产乳房㿠胀，此乳未通……若累产无乳，此内亡津液。"明确指出初产妇缺乳为乳络不通，经产妇缺乳为内亡津液。傅青主云："少壮之妇，于生产之后，或闻嫌谇，遂致两乳胀满疼痛，乳汁不通，人以为是阳明火热也，谁知是肝气之郁结乎！"综上所述，初产妇缺乳是由肝气郁结，乳络不通。疏肝通乳汤就是根据上述理论组方，用柴胡、川芎疏肝理气，王不留行、木通、通草、穿山甲、棉花子、路路通、漏芦通乳络，配伍当归资血补虚，佐桔梗载乳上行。经 35 例初产妇缺乳的临床观察，其中 27 例伴乳房胀硬，有乳而婴儿难以吸出，与上述肝气郁结，乳络不通之机制合拍，故验之临床，收效满意。本方的临床指征是乳房胀硬，乳汁涩少，若点滴无乳、乳房柔软者须加补气养血之品方可。

乳痈

◆ 医案 1

典型病例：常 ××，女，24 岁，教师，靖边人。主诉：2012 年 12 月 7 日晚感觉右乳胀痛，仍可以哺乳，12 月 8 日上午乳胀痛加重，小儿已吮吸不出乳汁，只好抽出，晚上下班时，右乳红肿热痛并累及右上肢，不能骑车，遂求治。查体：右乳房皮肤稍红，全乳肿胀，触之热痛，右乳外下方有一鸡蛋大小肿块，触痛，未有波动，右腋下淋巴结肿痛。

辨证：肝郁化火，瘀阻经脉。

治则：清热解毒，疏通经气，活血。

治疗方法：取背部第二侧线上，相当于足太阳膀胱经，以肩胛骨内侧上缘为一点，下缘为一点，此两点连线中点为穴。

操作方法：患者正坐位或俯卧位，充分暴露背部，轻者只取单侧即患乳对侧的背部，重者双侧背部取穴。选好穴位，用拇指按压穴位，使其充血，常规消毒，用26号2寸长毫针，令针尖与皮肤呈45°～75°角刺入，先向脊柱方向斜刺1.5寸左右，待患者得气后快速捻针约30～40次后退针，边退边摇大针孔，针尖退至皮下时，按上述方法针尖向上，向内下斜刺约1.5寸左右，使其产生针感，即可出针。出针后，迅速将火罐扣上，约5～7分钟起罐，针眼处拔出血数滴即可。每日1次，重者可每日2次，凡采用本法之病例，均停用其他抗生素治疗。行双侧背部针刺拔罐1次，未服用任何药物。12月9日晨，患者自述乳房肿胀减轻，微痛，肿块略软未见小；12月9日晚，乳房局部肿痛均消失，乳内肿块似蛋黄大小，质软，可以正常哺乳；12月10日肿块消失，治愈。

按语：本法操作简便，对局部成脓前之早期病例疗效显著，治疗越早，效果越好。乳房为足阳明胃经所过，属胃，乳头色青，属肝，为足厥阴之气所灌。本病多因忧思恼怒，肝气郁结化火，加之妊娠与哺乳期多食膏粱厚味，致胃肠积热，或乳房受外伤碰撞挤压致气滞血瘀，致使经络受阻，气血不通，乃乳汁分泌不畅，积聚而蕴结化热成患。本法施穴相当于足太阳膀胱经脉，心俞之侧，上刺达膏肓俞，内刺到心俞。《黄帝内经》云："诸痛痒疮皆属于心"。内下斜刺可至膈俞，膈俞为血之会，"血瘀治此"。刺一穴有调数穴之意，且能疏通膀胱经气，清泄血中热毒，从手法上，采用泻血疗法，热毒随血而去，治之以理，故效之以验。

◆ **医案2**

典型病例：马××，女，34岁，靖边人，工人。哺乳期恶寒发热，体温39.6℃，口渴喜冷饮，全身酸痛，左侧乳房肿胀，红肿热痛，有硬块，胸闷不欲饮食。舌质红，苔薄黄，脉弦数。

辨证：热毒壅滞之初期乳痈。

治则：清热解毒，活血消肿，理气散结。

方药：银核天丁散加减。组成：荆芥12g，防风、金银花、橘核、荔枝核、蒲公英、当归、鹿角霜各15g，连翘10g，皂角刺30g。水煎服，每日 1 剂，代茶频频热饮。

加减： 发热者，加荆芥 12g、防风 15g。

服 1 剂症状缓解，5 剂而获痊愈。

按语： 哺乳期急性乳腺炎多为乳儿含乳吹风，或乳络不畅，阳明胃热壅滞，经络阻塞，营气不从所致。法当清热解毒，活血消肿，理气散结。连翘、蒲公英、荆芥、防风、金银花、连翘具有清热解毒之功；橘核、荔枝核能理气散结；皂角刺能活血消肿，祛痰通乳；鹿角霜能消乳痈肿毒，故合而组方，用于临床，取得一定效果。

◆ 医案 3

典型病例： 陈××，34 岁，教师，榆林市府谷县人，2013 年 3 月 1 日初诊。患者双侧乳房长包块 1 年余，自觉胀痛，2012 年曾穿刺检查诊断为"乳房纤维瘤"，本人不愿手术而服用中药，症见双乳房包块如鸡蛋大，质硬，压痛（＋），纳可，二便正常。舌质暗，苔薄黄，脉弦。

辨证： 肝脉瘀阻，气滞血瘀。

治则： 疏肝解郁，理气活血。

方药： 柴胡、全瓜蒌各 10g，蒲公英、橘核各 30g，青皮、丝瓜络各 12g，鹿角霜 10g，少佐黄酒作引。水煎服，每日 1 剂。

服 4 剂后，患者双乳包块变软，但乳房仍痛，上方加味，续进 9 剂痊愈，包块消失，至今未发。

按语： 明代陈实功《外科正宗》言："夫乳病者，乳房阳明胃经所司，乳头厥阴肝经所属，乳子之母，不能调养，以致胃汁浊而壅滞为脓。又有忧郁伤肝，肝气滞而结肿"，记述了外吹乳痈的胃浊壅脓型和肝郁结肿型。方中柴胡、瓜蒌、蒲公英、橘核、青皮可疏肝理气散结，丝瓜络通络活血，鹿角霜益精养血。

◆ 医案 4

典型病例： 许××，女，27 岁，干部，定边人，2005 年 10 月 28 日初诊。患者左侧乳房红肿热痛，在某医院穿刺有脓，拟切开引流，青霉素肌内注射治疗。患者不愿接受上述治疗而改服中药，症见情绪不佳，急躁易怒。舌边瘀滞，脉弦。

辨证：肝气不疏。

治则：疏肝理气，散结化滞通络。

方药：柴胡、全瓜蒌各10g，蒲公英、橘核各30g，青皮、丝瓜络各12g。

加减：乳房硬块大者或化脓者，可加皂角刺或甲珠各10g。大便干结者，加熟大黄6～10g。乳汁不通者，加通草6～10g或王不留行10～15g。恶寒发热者，加连翘、金银花各12～15g。

按语：乳痈、乳疽相当于现代医学的急性乳腺炎，慢性乳腺增生症。根据"乳房属阳明胃，乳头属厥阴肝"而拟柴蒲饮方。用柴胡疏肝理气，散结化滞以止痛；蒲公英清肝胃之热毒，消痈散结；全瓜蒌清胃热以散结；橘核、青皮疏肝理气，散结化滞以止痛；丝瓜络通络。上药合用，共奏疏肝清胃，散结通络之效。

◆ 医案 5

典型病例：刘×，女，28岁，教师，榆林市榆阳区人，2013年7月3日初诊。7天前，患者因小儿住院而停饮食，加之心情忧郁，左侧乳房出现核桃大硬块，微疼痛，次日全身不适，恶寒发热，硬块渐增至桃子大，胀痛，触之更甚，无乳汁分泌。经榆林市某医院给予抗生素及中药治疗，体温虽降，恶寒已除，但乳房肿痛有增无减，疼痛难忍。诊见左乳房局部皮色发红，扪及8cm×5cm之肿块，触之明显，无波动感。舌肿苔白，脉弦数。

辨证：气滞血瘀，乳络不通。

治则：行气活血，下乳通络。

方药：金银花10g、连翘10g、蒲公英10g、地丁10g、川楝子10g、王不留行10g、木通10g、橘红10g、益母草30g。3剂，水煎服，每日1剂。

二诊：药后左乳房红肿热痛减轻，肿块缩小，能挤出多量黄白色黏稠乳汁。

方药：金银花10g、连翘10g、蒲公英10g、川楝子10g、王不留行10g、木通10g、橘红10g、益母草30g。5剂，水煎服，每日1剂。

三诊：5剂药后乳房局部无红肿热痛，肿块消失，乳汁分泌排出正常，已愈。

按语： 古有女子"乳头属肝，乳房属胃"之说，故乳痈多由厥阴气滞，阳明胃热所致乳络不通，乳汁瘀积所致。此方清热解毒，活血祛瘀通络，用于乳痈初起，尚未成脓，每获良效。

乳漏

◆ 医案

典型病例： 李某，女，38 岁，2013 年 9 月 17 初诊。患者生两子，未育已十载。半年前双侧乳房乳汁自溢，点滴不断，量少色清。白天内衣浸湿，需更衣 1～2 次，至夜乳溢自停，能安然入睡。乳房无胀痛。肢软倦怠，精神不振，嗜睡懒言，畏寒喜温，经量减少，近 2 个月未来潮。舌质淡红，苔薄白，脉沉缓。

辨证： 气血两虚。

治则： 温补气血，托毒通乳。

治疗方法：

（1）内治法：黄芪 30g，当归、白术、金银花各 10g，党参、王不留行各 15g，山甲珠 6g，甘草 5g，15～25 剂，水煎服，每日 1 剂。

（2）外治法：中药捻子（见附方 1）和橡皮引流条交替使用。引流条以插至脓腔底部为度。伤口流脓为主时，安放橡皮引流条，伤口溢乳为主时，安放中药捻子。外用消毒敷料盖贴，每日换药一次。换药时挤尽脓腔内的脓液及乳汁，如此反复运用（10～20 次），至伤口流脓溢乳停止，只有少量淡黄色渗出液时，改敷三黄紫草油纱布（见附方 2），隔日换药一次，3～4 次，伤口愈合。

附方 1：中药捻子。组成及制法：红升丹 50g、轻粉 5g、血竭 10g，共研极细粉末，用牛皮纸滚成棉纤样粗的圆形纸条，长 6～8cm，外面均匀糊上浆糊，粘上药粉，晾干备用。

附方 2：三黄紫草油纱布。组成及制法：大黄 60g、黄芩 30g、黄柏 30g、紫草 100g、食用油 1 000g，以上药物放入油内浸泡 7 天，熬枯去渣，再加凡士林 1 000g 熔化，将药液放入装有纱布的铝盒内，让纱布浸透油液，高压消毒后备用。

按语：乳房伤口溢乳属中医乳漏范畴，西医多主张用己烯雌酚退乳来缩短伤口愈合时间，防止形成乳瘘，结果导致婴儿断乳。本疗法运用中药内外同治，则能够保住健侧且使患侧乳房泌乳功能正常，患侧乳房伤口愈合后即可哺乳。乳房伤口溢乳，是伤口久治不愈的主要原因，中药捻子可加重肿腔内的炎症反应，让破坏的乳腺管形成炎性堵塞，不再漏乳，又可以使脓腔内的坏死组织液化为脓，易于排出，但中药捻子有引流不畅的缺点，与橡皮引流条交替使用，可克服不足之处。

乳汁色异常

◆ 医案

典型病例： 水 ×，女，26 岁，榆林市大柳塔人，营业员，2008 年 6 月 17 日初诊。患者体质微胖，足月产一胎。产后自觉头部灼热，口苦，饮食大便正常，小便发黄，从产后第 3 天起乳房微胀，乳汁通畅，婴儿食后未见异常。六七天后两乳房外观无异常，仅见乳汁呈米黄色，其气味无异常，婴儿食后随即呕吐，呕吐物为乳汁，黄色更浓，未见腹泻现象。婴儿进食其他代乳品或饮水均未见呕吐。家人四处询医问药，多言未见过此症，也未敢用药，20 天后乳汁仍同前，家属及产妇都有回乳打算，后托人前来诊治。诊其脉弦滑稍数，舌红，苔白厚腻，中心淡黄，巩膜及全身未见黄染。

辨证： 脾胃湿热壅滞，肝郁化火。

治则： 清热利湿，泻火通乳。

方药： 龙胆草 12g、黄芩 12g、栀子 10g、薏苡仁 15g、藿香 9g、鸡内金 12g、王不留行 12g、甘草 10g。3 剂，水煎服，每日 1 剂。

二诊： 药后头热消失，口苦减轻，苔转薄白，守前法，上方加味续服。

方药： 龙胆草 12g、黄芩 12g、栀子 10g、薏苡仁 15g、藿香 9g、鸡内金 12g、王不留行 12g、甘草 10g、黄连 8g、神曲 8g。6 剂，水煎服，每日 1 剂。

产后 35 天随访，服上药 6 剂后，乳汁黄色消失，婴儿食后再未见呕吐，代乳品已停用。

按语：患者平素饮食不节，损伤脾胃，导致脾虚运化失司而湿邪内停，郁而化热，蓄于中焦，肝胆疏泄无权，因此，湿热内结，气血瘀滞，湿热随乳汁流出而呈黄色，婴儿食之则不舒。故用清热利湿，泻火通乳之味而获效。此患者若未经治疗直接回乳，必将湿热之邪带入体内，另生异症。

乳汁自出

◆ **医案1**

典型病例：林×，女，25岁，榆林市神木人，农民，2012年2月27日初诊。主诉：溢乳。产后1周，气短懒言，浑身倦怠无力，饮食不振，纳差，乳汁清稀，量多，喂养婴儿后，外溢不止，服中药不效。查舌质淡红，苔白，脉沉细弱。产后出血量多，逐渐流乳不止。

辨证：产时出血过多，阴血亏损阳气亦伤，加之用力过度，耗伤中气，致使气不能摄乳而溢。

治则：补气摄乳。

方药：生黄芪60g、制马钱子2g。3剂，水煎服，每日1剂。

复诊：药后乳汁基本不溢，投以补中益气丸巩固。

按语：脾主肌肉，脾气主升提之力，本病系伤血亦伤气，气虚不摄而发，故重用黄芪补气而摄乳，用制马钱子，疏通乳络，兴奋神经，调节中枢，控制外溢，乃气壮则固，气虚则溢之理。

◆ **医案2**

典型病例：陈×，女，26岁，干部，榆林市米脂人，2009年7月2日初诊。患者于6月16日顺产一男婴，产后第2天乳汁即自行外流不止，曾服中药（药物不明）4剂无效。诊时刻见乳房中等大小，柔软，乳汁清稀，外滴，淋漓不断，婴儿吮吸时又无乳，稍许又点滴自出。伴食欲不振，小便夜间频多，腰痛坐卧不宁，手足不温。舌质淡红，苔薄白，脉两尺沉细弱。

辨证：肾虚不能温运脾土，气虚不能统摄。

治则：补肾健脾，益气固摄。

方药： 熟地 25g、山茱萸 10g、枸杞子 10g、党参 20g、黄芪 20g、益智仁 10g、补骨脂 10g、炒杜仲 15g、川续断 10g、白术 10g、山药 15g。3剂，水煎服，每日 1 剂。

复诊： 服 2 剂后，乳汁自流减少，食欲稍增，腰痛减轻，效不更方，原方加减。

方药： 熟地 25g、山茱萸 10g、枸杞子 10g、党参 20g、黄芪 20g、益智仁 10g、补骨脂 10g、炒杜仲 15g、川续断 10g、白术 10g、山药 15g、升麻 10g、大枣 3 枚。

上方照服中 3 剂诸症除而告愈。

按语： 患者以乳汁自流就诊，而表现为腰痛肢冷，夜多小便，两尺沉弱等肾气虚衰的脉证，故方中首用大组补肾固摄的药，并佐使益气补中之参芪诸药以增强统摄之功，药中病机，故收效甚速。

乳汁不下

◆ 医案

典型病例： 刘 ×，女，24 岁，榆林市榆阳区人，工人，2014 年 5 月 5 日初诊。产后乳汁不下，产后出血量多，时间长，即挤压乳房，乳汁点滴而下，婴儿啼哭不休，暂以牛乳充之。经服通乳等中药效不显，舌淡苔白，脉沉虚无力。

辨证： 产后出血，耗伤气血，致使气不化津无以生乳。

治则： 补益气血，通络下乳。

方药： 黄芪 60g、当归 30g、穿山甲 10g、通草 10g、猪前蹄一只，不加调料熬药煎药。3 剂，水煎服，每日 1 剂。

复诊： 药后乳汁较前增加，原方加减继服 9 剂，药尽乳汁通下如常产妇。

按语： 本病系由血气虚弱，气不化津，津不化乳，乳络不通而致，故采用大补气血，通络下乳汁法调治，配血肉有情之品猪蹄汤煎药，下乳通络之大效也。

杂病

阴缩

◆ 医案 1

典型病例： 程××，女，21 岁，干部，榆林市榆阳区人，2005 年 3 月 1 日初诊。患者曾有被粗暴的性行为损伤史。半年前结婚，婚后每次性交时阴阜、阴道紧缩，勉强性交则感觉疼痛不适，甚则不能性交，经某医院诊断为"阴道痉挛"，治疗 2 个月无效，伴胸闷善太息，胁肋胀痛，悒悒不乐。舌淡红，苔薄白，脉弦细。

辨证： 肝阴亏损，气机郁结。

治则： 滋补肝肾，调达气机。

方药： 白芍 100g，柴胡、制香附各 10g，生甘草、僵蚕各 5g。每日 1 剂，水煎服。

加减： 伴肝气郁结者，加柴胡、制香附、僵蚕等。伴肾阴虚损者，加生地、女贞子、枸杞子等。伴湿热下注者，加龙胆草、土茯苓、泽泻、黄柏等。

服药期间禁止性生活。7 剂后，胸闷善太息及胁肋胀痛消失，又服 7 剂，性交顺利，并可以达到性高潮。2006 年 5 月 13 日，患者生一男孩，随访 2 年，性生活正常。

按语： 方中重用白芍酸甘化阴，缓急解痉；配甘草调和诸药，加强解痉作用；加柴胡、香附、僵蚕入肝经，调理气机。

◆ 医案 2

典型病例： 裴××，女，44 岁，营业员，榆林市神木人，2013 年 9 月 13 日初诊。患者因外阴部干涩灼热，阴道分泌物减少，房事疼痛两月余，妇产科检查：外阴皮肤干燥、较肥厚，色变白，皮肤光泽消失，大阴唇、会阴及肛门周围可见花斑样皮色，触之疼痛，无法做内诊检查。阴道刮片未见真菌及滴虫。活体病理检查：外阴鳞状上皮未发现角化及增生。诊断为萎缩性外阴炎。经局部用药，内服西药未能控制病情而转入中医治疗。诊见形体消瘦，面容憔悴，两侧面颊可见黧黑色蝶斑。眼圈灰黑，头晕眼花，耳鸣，午后潮热，腰膝酸软，心烦失眠，五心灼热，大便干结，月经先期，量少，色鲜红。婚姻经产史：17岁结婚，16岁初潮，经期20～25天，每次持续7～10天。孕育七胎，其中足月产四胎，人工流产三胎。舌体瘦小，舌质红，苔少且干，脉弦细数。

辨证：真阴亏损，精血内夺耗伤肾精。

治则：滋肾益精，补肝肾，填精血。

方药：熟地24g，山茱萸、天冬、怀山药、枸杞子、龟甲胶（烊化）各12g，制首乌、丹参、菟丝子各15g，北沙参30g，酸枣仁10g。15剂，水煎服。水煎3次，第一、第二煎混合于早晨空腹服用。第三煎于晚临睡前服用。

加减：外阴皮肤干燥严重，阴道分泌物极少者，加玄参15g、知母10g、天冬12g。外阴瘙痒者，加白鲜皮15g。大便干结者，去菟丝子，加肉苁蓉10g。失眠多梦者，加酸枣仁至300g、柏子仁12g。

药后上述症状略减，原方继续服用。续服15剂后，诸症显著减轻。再拟原方加减服20剂后，症状全部消失，病告痊愈。随访1年未见复发。

按语：萎缩性外阴炎是妇女外阴皮肤萎缩性病变。现代医学对其病因尚未明确，近年来认为其与皮肤中具有类似内分泌活性的特殊蛋白"抑素"有关。有部分病例与卵巢功能减退有关。本病各种年龄的妇女均可发生，但多发于绝经期妇女。中医古籍中虽未有该病名记载，但根据其发病的部位，认为属于"阴缩"范畴。根据临床观察，本病多因早婚多孕和房事过度，或失血过多所致，或见于绝经期妇女，以肝肾亏损，精亏血少为病变特点。虚火上炎，故出现眩晕、耳鸣、心烦不寐；形体骨骼得不到精血的滋养填充，故见形体消瘦、腰膝酸软；阴虚不能制阳，虚火内动则手足心热；厥阴之脉络阴器，前后二阴为肾之窍，阴器失养以致外阴干枯，萎缩变色；精亏血少，冲任空虚，所以行经量少，甚或经闭；阴虚内热，故舌红苔白，脉细数。故治疗应以补肝肾，填精血为主要方法，选用左归丸化裁而获效验。

阴痒

◆ **医案1**

典型病例：蔡××，女，24岁，教师，榆林市榆阳区人，已婚，

2012年5月10日来我院就诊。自述阴户奇痒难忍已有3年，月经时多时少，带下微黄，下腹部常有不适感，婚后3年不孕，经中西药治疗无效，在某医院妇科临检示阴道分泌物真菌阳性，诊断为真菌性阴道炎。症见形体肥胖，倦怠纳差，口中无味。舌苔薄腻微黄，脉弦细而滑。

辨证： 肝经湿热下注。

治则： 清利湿热，杀虫止痒。

方药： 桃仁20g研膏，雄黄适量研粉、调成膏状，鸡肝一具，切片。将膏药涂在鸡肝上，塞入阴道内，一天一换，7天为一个疗程。内服逍遥散合龙胆泻肝汤去薄荷、甘草、白芍，加白鲜皮、地肤子、蛇床子。

5天后患者症状大减，经第二个疗程治疗，复查阴道分泌物真菌阴性，1年后生一男孩，3年后随访未复发。

按语： 桃仁雄黄膏方出自《医宗金鉴·妇科心法要诀》，是吴谦为妇人阴痒，湿热生虫而设。阴痒虽非大病，却甚为苦恼，坐卧不安，影响工作、劳动及日常生活。此类患者病位虽在肝脾，但应责之于湿热生虫或感染病虫，虫蚀阴部而致阴痒，若以单纯利湿难以收效。比如，此例患者形体肥胖，倦怠纳差，为内生痰湿，复感虫邪，损伤冲任之脉，而致月经不调，不能生育，必扫湿热邪虫，而获双效。方中桃仁润燥活血，雄黄解毒杀虫。鸡肝引虫出户，桃仁润，雄黄燥，相互协制，共建奇功。

◆ **医案2**

典型病例： 贾××，女，45岁，教师，榆林市榆阳区人，2007年1月30日就诊。患外阴瘙痒1年余，曾在某医院妇科检查，未见滴虫和真菌，用高锰酸钾溶液外洗，口服西药无效，病情时轻时重，故来就诊。刻诊：外阴瘙痒难忍，甚则腹部及两股部也有瘙痒感，伴有烦躁不安，坐卧不宁，白带不多，月经正常。舌质红，苔薄白，脉弦数。

辨证： 湿热下注。

治则： 清热解毒止痒。

方药： 黄柏15g、蛇床子20g、金银花20g、苦参10g、川椒10g、白鲜皮10g、食盐3g、明矾10g。水煎外洗，每日1剂，每日2次，5天为一个疗程。

经用本方治疗，5天而愈，随访1年未见复发。

按语： 方中黄柏、蛇床子、白鲜皮、苦参燥湿止痒，配金银花清热解毒，加川椒杀虫佐以燥湿，又以盐、明矾收敛软坚止痒。全方共奏解毒、燥湿、杀虫、软坚、止痒之功，其疗效胜过西药高锰酸钾之类，临床运用价格低，患者易于接受。

◆ **医案 3**

典型病例： 刘×，女，27岁，榆林市榆阳区人，2013年5月7日初诊。患者阴部瘙痒3年，时有红肿，小便热痛，行走不适，多方求治，效果不显，来门诊治疗。舌质淡红苔白，脉滑数。

辨证： 湿热下注。

治则： 清热利湿。

方药： 黄柏15g、苦参15g、芒硝15g、蛇床子15g、川椒15g。加水2 000ml，煎至1 500ml，去渣倒入盆内，至温度适宜坐浴，浸洗20～30分钟，每日2次。

复诊： 坐浴后，红肿，小便热痛，外阴瘙痒减轻。继用4剂，瘙痒，红肿，小便不适消失，并行走轻松而愈。

按语： 女性外阴瘙痒是妇科常见病，由浅部真菌、白念珠菌等感染及内分泌失调，特别是激素分泌失调所致。方中黄柏泻火解毒，治热毒疮疡，湿疹等症；川椒、苦参杀虫止痒，芒硝能解毒消肿，对皮肤红肿、疮疹、痛痒有一定的作用；蛇床子能杀虫止痒，外用治滴虫阴道炎。全方合用，具有清热解毒，利湿止痒的作用，用此方治疗外阴瘙痒收到了较好的效果。

◆ **医案 4**

典型病例： 马××，女，36岁，工人，榆林市绥德县人，2006年7月10日初诊。患外阴奇痒8年，曾在上海某医院诊断为"外阴白斑"，服中西药无效，前来求治。妇科检查：大小阴唇，肛门周围皮肤及阴道口黏膜，阴蒂变白，皮肤粗糙及散在破溃，渗液，白带量少。舌苔黄薄，质略红，脉弦。

辨证： 肝郁化热，灼血伤津，皮腠失荣。

治则： 清热泻火，养血滋阴。

治疗方法：

（1）内治法：清肝引经汤加减为基本方。组成：生地、当归、牡丹皮、黄芩各 12g，白芍、川牛膝、鸡血藤、威灵仙各 15g，玄参 7g，栀子、甘草各 6g。每日 1 剂，水煎服。加减：心烦失眠加龙骨 20g、麦冬15g。头晕加枸杞子 15g、菊花 12g。腰痛加巴戟天 12g、续断 15g。

（2）外治法：配合内服药同时治疗，基本方药为：苦参、蛇床子、淫羊藿、威灵仙、白鲜皮各 30g，加水 2 000ml，煮沸后，熏洗患处，每日1～2 次，月经期停用。

处以清肝引经汤，配合局部熏洗。内服药连服 30 余剂，外阴奇痒，灼痛全部消失。妇科检查：大小阴唇，肛门周围皮肤及阴道黏膜原来变白的部分已经转为正常，阴道伸展较好，黏膜复常，随访 2 年，未见复发。

按语： 外阴白色病变，属中医学"阴痒""阴疡"等范畴，究其病因病机，主要与肝气不疏，郁久化热有关。肝经循行外阴部位，肝郁化热，灼血伤津，血虚化燥，筋脉肌腠失去濡养，以致皮肤变白，奇痒，灼痛，甚至萎缩，故方中用当归、白芍养血柔肝；生地、玄参清热凉血，养阴生津；牡丹皮、栀子、黄芩、甘草清肝泻火；川牛膝活血通脉，引血下行，配鸡血藤、威灵仙助当归养血活血通络，以加强局部病灶的血液循环。全方配伍得当，内外并用，故获效显著。

绝育术后腰腹疼痛

◆ 医案

典型病例： 肖××，女，31 岁，营业员，榆林市府谷县人，2005 年3 月 11 日就诊，为分娩后 30 天。患者在医院做腹式输卵管抽芯包埋结扎手术，术后 4 个月出现少腹隐痛，腰部酸痛，症状逐渐加重，伴有精神不振，头昏乏力，月经汛期先后不定，量少色紫，双侧少腹有压痛，舌质红，苔薄白，脉弦。妇科检查：右侧附件粘连，左侧触及一核桃大小包块。

辨证： 手术损伤冲任，气血运行不畅。

治则： 补肝肾，益冲任，行气血，化瘀滞。

方药： 独活、川芎、香附各 6g，杜仲、当归、赤芍、党参各 10g，桑寄生 18g，桃仁 9g，丹参 12g。每日 1 剂，水煎服。

加减： 热重者加蒲公英，偏寒者加桂枝，气虚者加黄芪，痛甚者加延胡索。

服药 5 剂，腰腹疼痛明显减轻，再服用 5 剂，症状基本消除，精力较前充沛。效不更方，继续服用原方加黄芪 12g，服药 5 剂后，诸症消失。妇科检查未发现异常。为巩固疗效，嘱咐其再服上方 10 剂，半年后随访，未见复发。

按语： 女性结扎手术易使冲任二脉受损，导致气血亏虚，血凝气滞，一旦起居不慎，又易感受外邪，使气血瘀滞加重，故腹痛不已。冲任有疾，往往累及肝肾。肾居于腰部，肾病则见腰部酸痛。此疾虚中夹实，而独活寄生汤正是一首治疗肝肾亏虚，气血不足，风寒湿邪夹杂之痹证的良方。本例与痹证虽然有区别，但是两者病机有许多相似之处，如病在肝肾以及气血亏损，脉络受阻等。方中用当归、赤芍、川芎养血活血；桑寄生、杜仲补益肝肾，壮筋骨而缓腰痛；党参补气助生化之源；独活祛风散寒，通血脉，助气血流通；桃仁、丹参、香附活血化瘀，行气止痛。诸药合用，共奏养血益气，补益肝肾，调摄冲任，散寒化瘀之功。肝肾精血充足则冲任脉盛，血脉流通，则气机通畅，腰腹疼痛必然自愈。

癥瘕

子宫肌瘤

◆ 医案 1

典型病例： 王××，女，43 岁，教师，榆林市府谷县人，2016 年初诊。患者月经先期 10 天，量多，孕 3 产 3，症见头晕，四肢乏力。舌质淡，苔薄白，脉弦细无力。西医诊断为子宫肌瘤合并卵巢囊肿。妇科检查：外阴阴道无异常，宫颈炎 II 度，宫体增大如 40 天孕大小，质硬，活动度一般，右侧卵巢如鸡蛋大，左侧附件未见异常。B 超检查：宫体前后径 6cm，出波降低，呈针状，波形迟钝，右侧卵巢 4cm×5cm×3cm，囊性包块，离体表约 3cm，与宫体无关。

辨证： 气血虚弱，血瘀气滞（癥瘕）。

治则： 活血化瘀，健脾行气，软坚散结，清热解毒。

方药： 桂枝茯苓丸加减。组成：桂枝、茯苓、桃仁、牡丹皮、赤芍、鳖甲、卷柏、艾叶、青皮、川续断、黄芪各 10g，生牡蛎 30g，黄柏 6g。上药共研成末，蜜制成丸，每丸 10g，每日 3 次，每次 1 丸。

连服一个疗程，月经减少，精神好，妇科检查及 B 超检查有好转，再服一个疗程，1 年 7 个月后复查。妇科检查：外阴阴道正常，宫体后位，无明显增大，质中，左侧附件阴性，右侧附件牵引感未扪及包块。月经周期 20 多天，经量少。B 超检查：宫体前后径 5cm，出波饱和，未见异常。

按语： 仲景用桂枝茯苓丸治疗妊娠合并癥瘤为害之患，其有活血化瘀消癥块的作用，历代医家皆宗此方加以化裁，临床上确有一定疗效。在本案中，笔者根据现代医学病理依据，结合中医辨证用药特点使用其加味方：方中桂枝、艾叶温通血脉；桃仁、牡丹皮、赤芍活血化瘀；茯苓健脾行水；黄芪补气，青皮行气，两者合之补气，行血中之滞；生牡蛎、鳖甲软坚散结；卷柏、黄柏能清热解毒，泻下焦湿热；川续断入肾引药下行；诸药合用使胞脉之瘀结得以消散，用以治疗子宫肌瘤，疗效尚属满意。

◆ 医案 2

典型病例： 王××，女，52 岁，工人，榆林市绥德县人，2014 年初诊。患者月经周期正常，月经量增多 2 年，患有高血压 5 年，血压 180/120mmHg，妇科检查：宫颈轻度糜烂，肥大，子宫后倾后屈，如孕 2 个月大，质硬，表面不平。经期诊刮检查：月经期子宫内膜，腺体分泌不足。西医诊断：子宫肌瘤。因高血压未能手术，用西药保守治疗无效，2014 年 4 月转中医妇科治疗。症见头昏乏力，少寐多梦，腰部疼痛，舌红苔白，脉弦硬。

辨证： 瘀血内阻。

治则： 养血调经，逐瘀散结。

方药： 当归 15g、川芎 15g、续断 12g、桑寄生 12g、赤芍 15g、丹参 10g、泽兰 15g、三棱 6g、莪术 6g。每日 1 剂，分 2 次服。

加减： 气虚加四君子汤。月经期加白及、仙鹤草、艾叶炭。肾虚加续断、桑寄生。

按语：子宫肌瘤属于中医学"癥瘕"范畴，大多数患者崩漏日久，正气受损，表现为虚中夹实，故选用丹泽四物汤加三棱、莪术以养血调经，逐瘀散结。同时根据不同患者或同一患者不同阶段正气的盛衰，或攻多于补，或补多于攻，通过治疗使肌瘤缩小，少数病例子宫可恢复至正常大小。用中药作为子宫肌瘤的治疗措施之一，方法简便，无明显副反应，不需要复杂的设备条件，对年轻需要保留子宫，或伴有其他内科疾病禁忌手术，或正值更年期不愿手术者，尤适于选用中药保守治疗。从本病例治疗效果看，对子宫大小如孕 2 个月左右者，效果较好。黏膜下肌瘤及子宫肌瘤较大者，中药治疗效果尚不够满意，仍以手术为宜。

◆ **医案 3**

典型病例：胡 × ×，女，35 岁，工人，榆林市榆阳区人，2006 年 8月 16 日初诊。患者胸闷不舒，心烦易怒，腰膝酸困，小便不畅，白带清稀而量多无味，月经紊乱而量多色暗，少腹部发凉，隐痛，发胀已达半年，界限较清，舌质暗，苔薄白，脉弦滑而缓。妇科检查提示为子宫肌瘤。

辨证：脾肾气虚，寒凝瘀阻冲任。

治则：活血化瘀，软坚散结。

方药：攻坚汤加减。组成：王不留行 100g，夏枯草、生牡蛎、紫苏子各 30g，车前子、白术各 18g，海螵蛸 20g，茜草 10g，赤芍 12g，官桂4g，柴胡 7g。水煎服，每日或隔日 1 剂，30 剂为一个疗程。

加减：脾肾气虚，腰膝酸困，白带增多显著者，加生山药 30g，海螵蛸、白术加至各 30g，鹿角霜 10g。气血两虚，月经淋漓不断，劳累加重者，加黄芪 30g。偏重于血瘀胞宫，下腹刺痛拒按者，加桃仁 10g，赤芍加至 20g，牡丹皮、茯苓、桂枝各 9g，水蛭 9g。寒凝阻滞冲任，少腹冷痛，得温则舒者，加官桂至 6g、炮姜 6g，小茴香、五灵脂、蒲黄各 10g，当归 12g。气滞胞脉，痛无定处者，加柴胡至 15g，荔枝核 10g，莪术6g。

服 20 剂后，少腹部包块变软，小便通畅，精神大有好转，但仍然腰酸，经多色暗。遂将上方去车前子，加当归、川续断各 12g。继服 20 剂后，月经正常，腰酸好转，舌质转红，脉弦细。上方去赤芍、官桂，加熟地、鹿角霜各12g，服至68剂，诸症消失。守方6剂善后。

按语： 子宫肌瘤是因子宫平滑肌细胞和纤维组织异常增生而形成，与卵巢分泌激素的功能有关。中医认为血行瘀阻，气滞血脉，气虚血瘀是此病的首要原因。攻坚汤中王不留行为主药，入肝胃经，消肿止痛，功专通利，入血分，通经散结，祛瘀开癥。"夏枯草独入厥阴，清瘰疬，散结气"（《本草图经》），生牡蛎咸寒，软坚散结，是开郁利膈之良药。临床应用时，还要辨别脏腑经络寒热虚实等情况，配以相应的方药。

◆ **医案4**

典型病例： 徐××，46岁，干部，榆林市绥德县人，2010年7月21日就诊。半年来，月经量多，经色紫红，血块多，腹痛。妇科检查：外阴无异常，阴道通畅，宫颈肥大，子宫体后位，增大如80天孕状，活动欠佳，双侧附件未见异常。B超提示：子宫增大为9.7cm×7.2cm×5.3cm，被膜尚光滑，子宫内部回声不均匀，内膜增厚尚居中，双侧附件未见异常。诊断为子宫肌瘤。因本人不愿意手术，由妇产科介绍服中药治疗，诊时舌质暗，苔白，舌下静脉紫粗，脉沉弦。

辨证： 血瘀。

治则： 破血逐瘀，软坚散结。

方药： 抵当汤合三甲散加味。组成：桃仁、水蛭各15g，大黄12g，生牡蛎、鳖甲、龟甲、猫爪草、夏枯草、昆布、海藻各20g。每日1剂，水煎服。经净后开始服用，经期停药。另外可用大黄、芒硝各100g，香附200g，伴米醋适量，炒热后外敷下腹部，药凉为度，每日1次。经净后开始服药10~15剂，经期停药。结合外敷。

加减： 血瘀甚者，加三棱、莪术各12g。气滞者，加乌药、香附各10g。气虚者，加党参、黄芪各15g。痰湿者，加象贝、泽泻、车前子各15g。

治疗2个月后，月经恢复正常，经量中等，妇科检查：宫体如60天孕状。B超提示：子宫大小为6.1cm×5.3cm×4.3cm，子宫内部回声较均匀。1年后随访，已断经3个月，身体健康。

按语： 采用活血化瘀，软坚散结的方法，以抵当汤破血逐瘀，除旧生新，配以三甲散及昆布、海藻等软坚散结之品，以消结滞之肌瘤。诸药配合，相得益彰，故取得了较为满意的疗效。此外，本病既有行经量多，气血耗伤的一面，又有痰凝血滞，胶着难解的一面，虚实夹杂，治疗颇为棘手，临床上若遇体虚患者，当佐以扶正之品，攻补兼施，不可滥用攻伐，以免耗伤正气。

◆ 医案 5

典型病例： 杜××，女，33 岁，教师，榆林市榆阳区人，已婚，2005 年 12 月 4 日在医院 B 超检查诊断为：1. 双侧卵巢囊肿；2. 子宫内可见 4.3cm×3.6cm 强回声。症见情绪不畅，两胁闷痛。脉弦。

辨证： 肝气不疏。

治则： 疏肝理气，行气化瘀。

方药： 逍遥散加减。组成：丹参 30g，煅瓦楞子 30g，麦冬 13g，炒川楝子 6g，当归、川芎、茯苓、陈皮、炒白术各 10g，白芍 15g，生薏苡仁、木香、柴胡各 13g。每日 1 剂，水煎服。

服药 30 天后于 2006 年 1 月 20 日复查 B 超：子宫内未发现异常。妇科检查：子宫大小正常，未发现异常。

按语： 本病的多由妇人情志不畅，肝气郁结，气滞血瘀而导致。逍遥散具有疏肝解郁，理气活血健脾之功，故选用为基础方。治疗中重用丹参、煅瓦楞子活血调经，祛瘀清热之功，能治经行不畅、经闭、癥瘕等症。配伍当归、白芍，具有活血而不伤血脉之效。煅瓦楞子具有散结消癥之功，有人曾观察用煅瓦楞子配伍其他药物，治疗肝脾肿大，效果很好，用于治疗子宫肌瘤也有较好疗效。

卵巢囊肿

◆ 医案

典型病例： 陈××，女，41 岁，工人，榆林市榆阳区人，2006 年 11 月 17 日初诊。患者有附件炎、宫颈炎病史。2 个月前因少腹疼痛，白带频多，前来就诊。妇科检查：宫颈肥大Ⅱ度糜烂，附件右侧触及鸭蛋大肿块，活动，质中，表面光滑。B 超检查发现右侧附件有 4cm×7cm 囊肿。

诊断为宫颈炎，右侧卵巢囊肿。经用庆大霉素、林可霉素、胎盘组织液等药物治疗月余，病情未减。刻诊：下腹部胀痛，右侧少腹按之痛剧，带多色黄，口干少饮，腰酸体倦，食不甘味，苔白腻中见焦霉，脉细滑。

辨证：湿热下注，气滞血瘀，痰湿相搏，凝结而成癥积。

治则：清热利湿，活血化瘀。

治疗方法：生薏苡仁60g，败酱草30g，熟附片6g，当归、香附、制莪术各12g，桃仁、红花、炮山甲各9g，红藤6g。每日1剂，水煎服。上药清水煎3次，3汁和匀，每日分3次温服。药渣加青葱、食盐各30g，加白酒炒热，趁热布包，外熨患处，上加热水袋，使药气透入腹内。每次熨0.5～1小时，每日两次。

加减：热象显著，口干便结者，附子减半量，加红藤30g、蒲公英、紫花地丁各15g，制大黄10g（后下）。发热者，加柴胡、黄芩各10g。口黏苔腻，脘闷纳呆，腹胀便溏，湿邪偏盛者，加土茯苓30g，泽兰、泽泻、苍术各10g，虎杖20g。血瘀重者，加制莪术、三棱、失笑散各12g。夹痰者，加制南星10g、海藻15g、生牡蛎30g。包块坚硬者，加炮山甲、王不留行各10g，水蛭5g，炙蜈蚣2条。

二诊：服药5剂后，焦霉苔退去，腰酸腹痛减轻，带下量少，纳谷增加。适值行经，量多有块，小腹疼痛，前法参以理气和营，通络化痰，因势利导。

方药：生薏苡仁、败酱草各30g，熟附片、川芎各9g，当归、炒赤芍、炒桃仁各10g，香附、失笑散、延胡索各12g。7剂，水煎服，每日1剂。

三诊：药后行经色暗，夹有瘀块甚多，4日方净。易方以化瘀利湿，益气养营，寓消于补。

方药：生薏苡仁、败酱草各30g，熟附片5g，炙黄芪15g，当归、炒白芍、桃仁、制莪术各10g，红藤18g。

上方服10剂后，诸病消失。妇科检查：宫颈肥大，双侧附件未见异常，B超复查右侧附件囊肿消失，以当归六君子调理善后，随访半年，病未复发。

按语：薏苡附子败酱散（《金匮要略》）主治肠痈脓已成之症，取其清热排脓，化瘀消肿，功效显著。用本方治疗湿热下注，瘀湿互结之卵巢囊肿，病症虽异，病机相似，经临床观察，亦可收到清热利湿，散结消肿的良好效果。方中重用薏苡仁、败酱草，苦寒淡渗以清热利湿，活血化瘀；佐以微量附子，大辛大热，走而不守，通行经络隐曲之处，假其辛热以行郁滞之气，以加强薏苡仁、败酱草的利湿、化瘀、散结之力。附子辛热，似与本证湿热病机有悖，虽在方中仅属佐使，但其功用不可等闲视之，本病例有焦霉苔，用附子后舌苔在 5 日后迅速宣化，形症亦相应减轻，未见附子辛热伤阴的流弊。可见仲师制定本方，伍用附子，乃取其相反相成，阴中有阳，以收阳生阴化的妙用。

宫外孕

◆ 医案

典型病例：华××，28 岁，女，榆林市绥德县人，教师。停经 52 天，少腹疼痛十余天，近一天来疼痛加剧，伴见昏晕，周身出冷汗，面色㿠白无华，少腹有压痛，拒按，移动性浊音（＋），血压 90/60mmHg。妇科检查：子宫有漂浮感，右侧触及包块，边缘不清。尿妊娠试验阳性。舌质暗略胖，苔白，脉细弱。

辨证：气血两伤，瘀血内停。

治则：益气养血，化瘀止血，消除癥积。

治疗方法：丹参、花蕊石各 15g，赤芍、桃仁各 9g，乳香、没药各 5g，槐花 10g，血竭 9g，制大黄 6g，黄芪 15g，党参 9g，当归 10g。每日 1 剂，水煎服。

加减：虚脱时加人参，兼予输液、输氧或输血。四肢厥冷者，加四逆汤。气滞血瘀者，加失笑散、延胡索、香附。死胎不下者，加蜈蚣、紫草、川牛膝。瘀血化热者，加血竭、制大黄、蒲公英。有癥积者，去乳香、没药，加三棱、莪术。出现腑实证，加枳壳、大黄、芒硝。

2 天后腹痛消失，第 4 天移动性浊音消失。第 5 天复查：子宫无漂浮感，包块局限，约 5cm×7cm×4cm，尿妊娠试验仍为阳性。原方去槐花，加三棱、莪术各 9g，每日 1 剂。另：蜈蚣 1g 研末冲服，每日两次。服药至第 18 天，尿妊娠试验转阴，血压 110/86mmHg，包块明显缩小（呈薄片状）。近期治愈出院，继续中药治疗，1 年后随访，足月顺产一婴儿。

按语： 宫外孕在中医学中属血瘀范畴，为不通则痛之实证。方中活血化瘀类药物具有扩张血管，疏通及改善微循环增加血流量的作用，达到通则不痛，化瘀止血，引血归经，去瘀生新的目的。临床根据寒热虚实辨证，寒者温而化之，热者清而化之，实则攻而化之，虚者补而化之。宫外孕本身虽然多为实证，但往往由于内出血较多，继而出现一系列虚象，如面色苍白，冷汗淋漓，舌质淡胖，脉弱等。在临床除用人参、黄芪、当归、生地、阿胶等组成复方益气补血外，必要时给予独参汤益气固脱，颇见成效。阴道流血淋漓不净时，选用大黄，取其既能活血化瘀，又有抗感染作用。非手术治疗宫外孕，确受患者的欢迎，尤其素有严重心脏病不宜手术，或尚须保留生育功能者，更有其临床应用价值。

盆腔良性肿块

◆ 医案

典型病例： 李××，女，36岁，农民，榆林市神木人，2003年3月12日初诊。自述少腹右侧胀坠不适，自触有轻微痛感，月经依期。脉弦滑，舌红，薄白苔。妇科检查：宫体后位，大小正常，宫前方右侧有小包块如荔枝大，B超显示子宫旁开右侧见小包块，前后径1.5～2cm。

辨证： 脏腑虚弱，气滞血瘀。

治则： 活血化瘀，消癥祛积。

方药： 桂枝赭石汤加减。组成：桂枝10g，茯苓15g，墨旱莲12g，牡丹皮、桃仁各9g，赤芍10g，赭石45g。每日1剂，水煎服。10剂为一个疗程。

加减： 气虚者，加党参、黄芪各15g。血虚者，加熟地12g、当归10g。寒甚者，加附子8g。血热者，加生地、墨旱莲各12g。

连服10剂后，右少腹胀坠及触痛感消失，共服药20剂后，B超复查示子宫右侧小包块消失。

按语： 妇女盆腔良性肿块属癥积病症，多因脏腑虚弱，气滞血瘀凝聚而成，其包括现代医学的炎症渗出性积液包块，卵巢、黄体囊肿及子宫肌瘤等。临床采用活血化瘀，理气消坚的中药保守治疗，很受患者欢迎。桂枝赭石汤由桂枝茯苓丸加赭石组成。方中桂枝入血理气温通血脉；茯苓健脾淡渗；牡丹皮、桃仁化瘀活血，赤芍凉血和营；赭石功能祛瘀养血，《本草再新》谓其"治血分，去瘀生新"，寓于桂枝茯苓丸方中，既引诸药下行以达病所，又增祛瘀养血之功；诸药共奏化瘀消癥之效，用其据证加减治疗妇人盆腔良性肿块均有程度不同的效果。尽管良性肿块的临床证型复杂，在辨证治疗中对非恶性肿块且大小不超过鸭蛋大者，均可用本方治疗。

阴挺

◆ 医案 1

典型病例： 徐××，女，35岁，工人，榆林市绥德县人，丧失劳动力2年。患者于2004年4月产后，由于过早操劳家务而患病，每于劳累后加重，休息平卧时减轻，近2年病情加重，腰膝酸软，少腹坠胀，行走困难，曾多方治疗，效果不显。查其面色㿠白，形体消瘦，精神萎靡，头晕目眩，少腹坠胀，纳差乏力，腰部困痛，白带增多，舌质淡苔白滑，脉沉细。妇科检查：子宫脱垂Ⅲ度。

辨证： 中气不足，脾气下陷。

治则： 提升固脱，温补脾肾。

方药： 收宫散加减。组成：白胡椒20g、附片20g、肉桂20g、白芍20g、党参20g。以上5味药共研细末，加红糖60g，和匀分成30包，每日早晚空腹服一包，开水送下，服用前先饮少量黄酒或一小杯白酒，15天为一个疗程。病情较重者另用五倍子100g、椿皮100g，煎汤趁热熏洗数次。服药期间忌食生冷，避免重体力劳动。

服药一周后，患者自觉下坠感明显减轻，妇科检查子宫脱垂恢复为Ⅱ度，一个疗程后痊愈。两年后随访，患者已能参加体力劳动，从未复发。

按语： 脾为后天之本，气血生化之源，素体虚弱，中气不足，脾气下陷，则升举固摄无权；肾为先天之根，元阳所在，其脉系胞，早婚多产，久病劳损均致肾气受损，胞络松弛，故子宫容易脱出。本方以升提固脱，温补脾肾为主，方用党参甘平，补气养血，生津固脱；附子辛甘大热，通行十二经，温暖脾肾，补下焦阳虚，为主药。辅以肉桂辛热，温阳补虚，宣通气血；白胡椒温中散寒。佐以白芍性酸收敛，滋阴养血，配在辛热药中，能防燥热过甚，伤津耗液。外用五倍子、椿皮清热燥湿，收敛固脱。以上诸药配伍，壮脾肾之阳，除下焦寒湿，阴平阳秘，则子宫回复矣。

◆ 医案 2

典型病例： 陈××，女，44 岁，教师，榆林市绥德县人，于 1990 年 8 月就诊。患者因生育过多（5 胎），加之产后过早劳动而引起子宫脱垂 8 年，伴有气短、小腹下坠、腰酸等症，舌淡苔薄白，脉沉细。曾经治疗效果不显。妇科检查：子宫Ⅱ度脱垂。

辨证： 中气下陷。

治则： 激发经气，升阳举陷。

治疗方法：

选穴：

第一组：百会、关元、子宫、横骨、太溪。

第二组：百会、气海、维道、大赫、足三里。

以上两组穴位交替使用，每日针刺一次，7 次为一个疗程，如治疗一个疗程未痊愈，可进行第二疗程，疗程之间休息 3 ~ 5 天。

操作方法：

（1）针刺方向：针刺子宫、维道、气海，针尖向耻骨联合方向成 45° 角斜刺，针刺关元、大赫、横骨采取直刺，深度以患者阴道及子宫有向上收缩感为度。

（2）针刺手法：以捻转补泻法之补法为主，针腹部诸穴，进针得气后，令患者深吸一口气，收小腹，随即将大指向前一推，可增强子宫向上升提感。

（3）留针时间：一般 1 ~ 3 小时，可根据病情适当掌握。对病情轻、病程短、年龄小的患者留针时间为 1 ~ 2 小时，相反，留针时间为 2 ~ 3 小时。同时配合重灸百会穴。一般治疗一次子宫就可以恢复正常位置，治疗后以子宫托固定位置。

（4）注意事项：针刺前必须排尿，在治疗过程中，要避免重体力劳动和性生活。

经针刺久留针治疗 7 次，症状完全消失。妇科检查，子宫位置恢复正常，随访 10 年未复发。

按语：子宫脱垂的发病原因主要为素体虚弱，产后气血未复，加之过早进行体力劳动，致使中气不足而气虚下陷，或生育过多，肾气耗损，胞络系于肾，肾虚则不能维系胞宫，从而导致子宫脱垂，在治疗上根据《黄帝内经》"虚则补之""寒则留之""陷下则灸之"的原则，在手法上除了采用补法和重灸百会外，重点突出久留针以激发经气，达到升阳举陷，固涩胞宫的作用，增强了疗效。可见，古法在临床上有十分重要的指导意义。在治疗的同时，部分患者由于宫颈和宫体长期突出阴道外，且因摩擦损伤而合并感染，可用蛇床子、白鲜皮、苦参等药熏洗，待炎症消失后，再进行针刺治疗。戴子宫托是一个较好的辅助治疗方法，它能使子宫保持在正常位置，以巩固疗效。

不孕症

◆ 医案 1

赵×，女，31岁，榆林市榆阳区人，2011年4月21日初诊。婚后8年不孕。每次月经周期先后无定期，色暗红，夹有血块，全身不适，自汗，易感冒。白带多臭秽，形体肥胖，饮食不振。舌质胖，苔白腻，脉沉滑。

辨证：痰湿阻滞胞脉，不能摄精成孕。

治则：温化痰湿，佐以活血。

方药：当归15g、川芎10g、半夏10g、香附10g、苍术10g、牛膝12g、茯苓12g、石菖蒲12g、干姜6g。10剂，水煎服，每日1剂。

复诊：药后白带减少，舌苔转薄，月经按期来潮，量不多，无块。效不更方。

方药：当归15g、川芎10g、半夏10g、香附10g、苍术10g、牛膝12g、茯苓12g、石菖蒲12g、干姜6g、地龙6g、路路通10g。10剂，水煎服，每日1剂。

药后月经正常，1年后，闭经怀孕。平安分娩一健康男婴。

按语：肥胖之人多湿多痰，本病系湿浊阻滞胞脉，胞脉失养，不能摄精成孕，脉证合参，以痰湿阻络论治，投以燥湿化痰活血之品加地龙、路路通，使胞脉通畅怀孕而生子。

◆ **医案 2**

艾×，女，28岁，榆林市米脂县人，2013年3月15日初诊。婚后2年不孕，平素夫妻经常反目。月经周期错后，量少色暗有块，小腹疼痛难忍，周身困痛，精神抑郁，胸闷善太息，食欲不佳，带下量多。色黄，舌质红略紫，苔黄腻，脉弦滑。

辨证：痰瘀相搏，阻滞胞脉，不能摄精成孕。

治则：理气活血通络，佐以化痰清热通络。

方药：生地12g、王不留行12g、路路通12g、地龙12g、三棱10g、莪术10g、蒲公英18g。15剂，水煎服，每日1剂。

二诊：服药至15剂，经期小腹疼痛大减，余证同前，脉沉细，苔腻略黄。

方药：王不留行12g、路路通12g、土茯苓30g、三棱10g、莪术10g、蒲公英18g、赤芍12g、红花12g、荔枝核12g、桃仁15g、黄柏10g。9剂，水煎服，每日1剂。

三诊：月经提前3天来潮，诸症消失，调方以促孕。

方药：自拟排卵汤。当归10g、熟地10g、杭芍10g、薏苡仁10g、杜仲10g、细辛3g、木通6g。18剂，水煎服，每日1剂。

四诊：药后月经如常人，行经1个月后停经，查为怀孕，足月生一女婴。

按语：患者月经周期错后，量少色暗有块，小腹疼痛难忍，舌质紫，均为瘀所致；周身困痛，食欲不佳，带下量多，色黄，舌质红，苔黄腻，属湿热内蕴；精神抑郁，胸闷善太息，脉弦滑，为气滞所致。故此病系由瘀血与痰湿相搏胞脉引起的不能摄精成孕，故治疗分清标本，先期采用活血化瘀，清利痰湿。待症状消失后改服排卵汤，药症相符，使子宫适宜成孕。

◆ **医案 3**

陈×，女，28岁，榆林市府谷县人，2012年5月3日初诊。婚后4年不孕。月经后期，量少色淡，质稀，1～2天即净，伴小腹胀痛，面色㿠白，精神不振，腰膝酸软，舌质淡苔白，脉细弱。

辨证：肾气虚弱，冲任空虚，无力下注血海，摄精成孕。

治则：补肾气，调冲任，益气养血。

方药：菟丝子12g、淫羊藿12g、巴戟天15g、当归15g、生地18g、杭芍18g、玉竹10g、党参10g、五味子10g。15剂，水煎服，每日1剂。

复诊：连续服15剂，精神振作，腰膝已不酸软，继服补肾调经成药，月事至时较前好转。2013年1月15日家庭前来感谢，得知已怀孕，2013年11月生一男孩。

按语：患者月经后期，量少质稀色淡，伴有腰膝酸软，脉细弱，当责之肾，系由肾气不足，冲任空虚而致，故以补肾调冲任，益气血之法而获效。

◆ 医案4

典型病例：于×，女，27岁，农民，榆林市榆阳区人，2014年就诊。患者婚后3年未孕，夫妇同居，其夫精液检查正常。患者素体强健，带下量多，色白如涕如绵，但无臭秽气味，婚后常常精神抑郁，遂致月经后期，多在40～50天一次，量或多或少，夹瘀块，经期3～4天，每逢经前7天即感觉两乳房胀痛，经前2天小腹发胀，稍微胀痛，伴胸胁胀闷，烦躁。舌质正常，苔白厚，脉弦滑。

辨证：肝气郁结，湿浊下阻，气滞湿壅胞宫（不孕症）。

治则：理气行滞，化湿除痰。

方药：

（1）汤剂：当归、川芎各10g，赤芍50g，泽泻25g，白术、茯苓各12g，以水1 500ml，煎至600ml，分3次服，饭前服。

（2）散剂：当归、川芎各45g，赤芍250g，泽泻125g，白术、茯苓各60g，为极细末，每服10～15g，每日服2～3次，用温黄酒送下。每逢经前乳房胀痛，小腹痛，以及经期时服用汤剂，逢经后服散剂，病重者汤剂与散剂合服。

逢经前乳胀时服汤剂，服至月经结束后方止，然后再改服散剂10g，每日两次，黄酒送服。连服3个月，停药1个月后，未感乳胀，月经按月而至，带下正常，2个月后而有孕，足月顺产一女孩。

按语：方中当归、赤芍，功可调肝血活血，为肝中之血药；川芎调血中之气，可调肝血，为肝中之气药，遵"木郁达之"之旨。白术健脾以化水湿，茯苓、泽泻淡渗利水，三药相得益彰，行"土郁夺之"之法，药味虽少，但可以使肝脾二脏得以调和，水湿得以输化，气血得以周流。

子宫发育不良

◆ 医案

典型病例： 吴××，女，28岁，教师，榆林市榆阳区人，2004年2月14日初诊。患者婚后5年不孕，多方治疗无效，身体无其他疾病，身材中等。17岁月经初潮，月经后期，45～90天一次，行经2～3天，月经周期无明显规律，经量少，色或淡或紫，有血块，婚前有痛经史，婚后减轻，上次经尽至今已一个月。性欲淡漠，腰膝酸困，小腹经前拘急发凉，胀憋感明显，面色晦滞，舌淡苔薄，脉沉迟弱，两尺尤甚。妇科检查：外阴正常，阴道畅通，宫颈及宫体均小，双侧附件无异常；输卵管通畅。西医诊断：子宫发育不良，原发性不孕。

辨证： 肾虚宫寒，冲任失调，经脉瘀滞。

治则： 温经散寒，活血调经。

方药： 温经汤加泽兰。组成：吴茱萸、阿胶（烊化）、党参、泽兰、麦冬、当归、川芎、赤芍各9g，牡丹皮、制半夏、桂枝、甘草各6g，生姜3片为引。7剂，水煎服，每日1剂。

加减： 肾阳虚者，去麦冬、牡丹皮，加淫羊藿、巴戟天、肉苁蓉、补骨脂、紫石英等。肾阴虚者，去桂枝，吴茱萸减量，加二至丸、何首乌。肝郁者，去桂枝、党参、阿胶，吴茱萸用6g，加郁金、柴胡、香附、川楝子、佛手等。血瘀者，去麦冬、阿胶，加桃仁、王不留行、延胡索、红花。痰湿者，去党参、麦冬、阿胶，加茯苓、陈皮、苍术，半夏用9g。

复诊（2月22日）：月经21日已来，经量较前稍多，色紫夹有血块，小腹拘急感减轻，脉沉细。继上方4剂，嘱咐患者如下次月经来，在第二次经前、后仍照上方服用4剂。同年8月患者告知已停经2个月，经当地医院检查已怀孕。

按语： 温经汤是张仲景《金匮要略》方。全方具有温经通脉、养血祛瘀功效，适用于冲任虚寒，瘀血久滞及虚寒为本、实热为标之不孕症，子宫发育不良的患者，临床以月经初潮迟晚，面色晦暗，腰酸膝软，小腹拘急，月经后期或不定期，色淡，量少，质稀为多见。经前以温经汤加泽兰意在温肾调冲行血，促使阴降，助子宫排泄经血，以除陈布新。

幼稚子宫

◆ 医案

典型病例： 李×，女，28岁，农民，榆林市镇川人，2011年10月3日初诊。患者婚后4年未孕，月经不调，量少色暗。精神饮食无异，脉稍细，舌苔白润。妇科检查诊断：幼稚子宫。

辨证： 先天肾气不足而致胞宫发育不良。

治则： 滋肾补肾。

方药： 熟地10g、菟丝子10g、枸杞子10g、当归10g、鹿角霜10g、炒杜仲30g、羊红膻20g（后下）。28剂，每日1剂。

二诊： 用本方调治1月余，月经来潮，量较前有所增加，色稍暗，舌淡红脉细。原方加减续服。

方药： 熟地10g、菟丝子10g、枸杞子10g、当归10g、鹿角霜10g、炒杜仲30g、羊红膻20g（后下）、香附10g。28剂，水煎服，每日1剂，经停后服用。

三诊： 停经50天，尿妊娠试验阳性，诊断为"早孕"。于2012年11月初产一男婴。

按语： 幼稚子宫是不孕症常见类型之一。此类患者体格发育较好，并无肾虚的外在证候。但根据肾主生殖，为生长发育之本的理论，认为本证属先天肾气不足，故用滋肾补肾之归肾丸治疗，取得满意效果。

输卵管粘连、堵塞

◆ 医案1

典型病例： 刘××，女，30岁，教师，榆林市榆阳区人。患者20岁结婚，婚后生一女婴，现已6岁，至今数年未孕，多方治疗罔效。输卵管碘油造影诊断为：双侧输卵管粘连。刻诊：月经后期，38～42天一次，经来下腹胀痛，紫黑血块较多，经期3～5天净，舌苔白，舌质紫暗，脉沉弦而涩。

辨证：气滞血瘀。

治则：理气活血，逐瘀通络。

方药：当归20g，丹参、金银花、白花蛇舌草各30g，赤芍、炮山甲、川楝子、三棱、连翘各15g，川芎、红花、桃仁、乌药各12g，甘草6g。水煎服，每日1剂。

加减：兼寒湿客于胞宫，下肢冷痛者，加艾叶、吴茱萸。白带多者，加车前子、薏苡仁、萆薢。气虚者，加黄芪、党参。

服药10剂后，经来腹痛减轻，诸症好转。上方加减服药35剂，诸症消失，输卵管碘油造影示输卵管已复通，后以十全大补丸和女宝胶囊补气养血，调补冲任而善后，半年后追访，患者已受孕3个月。

按语：输卵管粘连多由慢性盆腔炎及慢性附件炎引起，属中医学不孕、月经不调及带下范畴。患者多因月经不调，带下量多，久不受孕。本病多属血瘀阻滞胞宫，冲任脉受阻，治疗首选活血化瘀之品佐以疏肝理气之剂，如当归、赤芍、红花、桃仁、三棱、炮山甲等活血化瘀直达输卵管粘连的病所。兼有郁热者加白花蛇舌草、金银花等加强清热消炎通闭之力，随着瘀血祛除胞脉复通，病机由实转虚，此时应选用十全大补丸和女宝补气养血，调补冲任，使全身气血调和，阴平阳秘，自可摄精受孕。

◆ **医案2**

典型病例：叶××，35岁，已婚，会计，榆林市府谷县人，2013年初诊。患者结婚5年未孕。16岁初潮，周期30天，经期6天，量中，经色红，夹有小血块，少腹隐痛，经行时加剧，甚则泛恶，经行时两乳作胀，平时带多色白，形寒腰酸，性欲淡漠，眼圈黑，苔薄白，脉细。2002年7月20日在某医院经造影诊断为双侧输卵管不通，周围粘连。妇科检查：外阴已婚式，阴道壁无异常，宫颈光，宫体后位略小，附件两侧均有轻度增厚，压痛明显，以左侧为剧。

辨证：气滞血瘀。

治则：活血化瘀通络。

方药：当归、路路通、莪术各9g，穿山甲、延胡索、夏枯草各12g，丹参15g，制乳香、没药各4.5g，血竭6g，红藤、蒲公英、牡蛎（先煎）

各 30g。每日 1 剂，水煎服。

加减： 经行腹痛剧者，加香附、白芷、小茴香。怕冷者，加附子、肉桂。腰酸者，加杜仲、狗脊。加强破瘀止痛之力，用蜈蚣、全蝎。

上法治疗 8 个月，患者于 2003 年 10 月妊娠，妊娠后有阴道出血，经中药保胎后止血，经随访一切正常。

按语： 引起输卵管阻塞的原因很多，应依据病因、症状，辨证用药。如因盆腔炎而致输卵管不通者，应加用清热解毒药；因子宫内膜异位症所致附件粘连增厚剧者，除破血祛瘀外，还应加用软坚散结药。在月经中，加用补肾壮阳之药，如附子、菟丝子、巴戟天、肉苁蓉、锁阳等，在经行前期及行经期，用加味四物汤调经，如此顺从患者的月经周期予以调理可增强治疗效果。穿山甲配路路通为疏通之要药，穿山甲有消痈、溃痈、搜风活络、通经下乳之功，常用于治疗痈疽疮肿，风寒湿痹，月经停闭，乳汁不通。路路通能通十二经，有祛风通络、利水除湿之功，治肢体痹痛，手足拘挛，胀满经闭，乳少痈疽等。二药相配伍共同起祛风通络，宣通脏腑，祛瘀血，除积聚之功，有疏通输卵管的疗效。通过临床体会，穿山甲用量宜大，一般用至 12g。

根据每个人的具体情况辨证用药，临床上常用下述药物：

（1）活血破瘀：常用药物有当归、丹参、穿山甲、路路通、三棱、莪术、赤芍、延胡索、土鳖虫等。

（2）祛瘀止痛：常用药物有桃仁、红花、乳香、没药、血竭、土鳖虫、刘寄奴、苏木、全蝎、蜈蚣、失笑散等。

（3）理气活血：常用药物有鸡血藤、泽兰、乌药、木香、郁金、青皮、川楝子、川朴等。

（4）清热解毒：常用药物有红藤、败酱草、蒲公英、半枝莲、金银花、连翘、黄芩、黄柏、白花蛇舌草等。

（5）软坚散结：常用药物有浙贝母、生牡蛎、黄药子、海藻、昆布、皂角刺等。

（6）温阳调经：常用药物有鸡血藤、益母草、红花、茺蔚子、月月红、菟丝子、淫羊藿、锁阳、肉苁蓉等。

本病治疗以攻伐为主，用药 2 个月后应加用益气扶正药，根据临床观察多数患者在用药最初 3 个月，主诉腹痛非但未减轻，反而有所加剧，可能是药物克伐之故，药力达到输卵管或炎症粘连区域，使粘连松解所致，待瘀阻消，粘连散后，腹痛会大减或消失，此时攻伐药逐渐减量，并根据患者的病情，再选用补肾健脾、疏肝、调经等方法。

◆ **医案 3**

典型病例： 韩××，33 岁，女，工人，榆林市榆阳区人，2003 年 6 月 28 日初诊。患者结婚 4 年未生育，常感两侧少腹痛，腰酸痛，经量少，色暗，腹痛甚，乳房胀，畏冷，舌质暗，薄白苔，脉沉细。妇科检查：外阴已婚型，宫颈光滑，宫体后位，活动，大小正常。两侧附件增粗，压痛。基础体温双相。碘油造影：双侧输卵管阻塞。中医诊断：月经过少；痛经；不孕症。

辨证： 气滞血瘀。

治则： 活血化瘀，温经通络。

治疗方法：

（1）内服方：桂枝、桃仁、刘寄奴各 10g，茯苓、丹参、穿山甲各 15g，牡丹皮、赤芍、延胡索各 12g。每日 1 剂，水煎，空腹服用。

加减： 兼少腹胀痛，乳房胀痛，胸闷胁胀者，酌加香附、乌药、佛手、川楝子、郁金、橘核、荔枝核、枳壳、五灵脂等。兼少腹掣痛或冷痛，全身畏冷，舌质有瘀点者，加丹参、生蒲黄、细辛、鸡血藤、当归、川芎、艾叶、吴茱萸、山楂等。兼少腹刺痛，灼热，白带多色黄等症，原方去桂枝，酌加红藤、忍冬藤、虎杖、败酱草、土茯苓、冬瓜仁。患附件包块者，加穿山甲、鳖甲、煅牡蛎、三棱、莪术、浙贝母、血竭、穿破石。兼头昏，精神疲倦，舌淡者，则加黄芪、党参、当归。形体肥胖，胸闷泛恶者，酌加半夏、苍术、石菖蒲、橘红。

（2）外敷法：消癥散。组成：千年健、羌活、独活、川椒各 320g，当归尾、乳香、没药、赤芍、白芷、五加皮、追地风、防风各 350g，血竭、红花各 300g，透骨草、艾叶各 900g。上方研细末，将半斤粉剂置于布袋内，蒸透后热敷小腹或两侧少腹，每日敷一次，15～20 分钟，每包药连续使用 10 天再更换。

按此法连续服药 3 月余后怀孕，患者于 2004 年 7 月 19 日分娩一婴儿。

按语： 输卵管阻塞属中医学"不孕症"范畴，其病因为热毒内侵，阻滞经络，或情志不畅，肝气郁结，或肥胖之体，痰湿内生，导致气机不畅，胞脉受阻，故临床上出现"不通则痛"的症候群。选用治疗癥瘕有效的方剂桂枝茯苓丸，将此方灵活加减应用于临床，治疗输卵管阻塞、输卵管积水、附件包块、盆腔脓肿、急性子宫内膜炎，均获良效。

临床诊断治疗输卵管阻塞，必须辨病与辨证相结合，亦根据西医临床检查所得的客观指标，灵活选择用药。若出现两侧少腹掣痛、畏寒等血瘀症候群，则投桂枝茯苓丸加温阳化瘀之品；若出现两侧少腹胀痛、乳胀等肝郁症候群，则加疏肝解郁、理气通络之品；若出现两侧少腹刺痛、带下色黄等瘀热相攻症候群，则原方去桂枝加清热解毒利湿通络之品；若出现痰湿壅阻胞脉者，则加燥湿化痰之品。总之，要以中医理论为主导，参考现代医学检验客观指标，灵活运用温阳化痰、理气化瘀、清热化瘀、消癥化瘀等法。与此同时外敷与内服药并用，使药力直达病所，以疏通输卵管而达到受孕的目的。在治疗输卵管阻塞的过程中，始终坚持选用活血化瘀、疏通经络之药，但是对于月经过多患者，特别是在经行之际，须照顾气血，勿服耗损气血之品，以免经量增多，宜补气养血之法。

◆ 医案 4

典型病例： 邵××，29 岁，女，教师，榆林市榆阳区人，2002 年 4 月 10 日初诊。患者婚后同居 5 年未孕，经期如常，经量较多，色暗加血块，平素少腹乳房胀痛，性情急躁善怒，带下量多，色黄质稠，舌瘦质暗，脉弦细。妇科检查：宫颈轻度炎症，宫体后倾，附件压痛明显。输卵管碘油造影提示：双侧输卵管炎，伞端完全性梗阻。基础体温呈双相曲线。

辨证： 肝经郁滞，气失宣畅，胞络瘀滞不通，难以摄精受孕。

治则： 通利经气，祛湿和络。

治疗方法： 采用自拟通补冲任甲方和乙方，结合女性生理周期，交替给药。于经净后服用甲方 2 周，排卵期后服用乙方 2 周，以一个月经周期为一个疗程，并取皮硝外敷下腹部，每次 30 分钟，每日两次，疗程不限。

甲方由杭白菊 30g，海螵蛸、茜草、制香附各 15g，路路通、王不留行、莪术、穿山甲、皂角刺各 12g，土鳖虫、川楝子各 10g，小茴香 5g 组成，功能通利经气，祛瘀活络。乙方由熟地、紫石英各 30g，山茱萸、鹿角胶、阿胶（烊化）各 12g，艾叶、小茴香、炮姜各 5g，菟丝子、金樱子各 15g，皂角刺、路路通各 10g 组成，功能通补冲任，填精助阳。

甲方和乙方交替使用，并用皮硝外敷，治疗两个疗程后，诸症消失。于 2002 年 6 月 25 日复诊时，患者诉停经 40 天，低热泛恶，纳谷不香，经妇科检查和尿妊娠试验，确诊为早孕，后足月产一男婴。

按语： 中医古籍文献中虽无输卵管阻塞不通的记载，但其症状多散见于不孕、带下、月经不调诸门中，患者多因月经不调，带下量多，久婚不孕而就诊。本案患者初期辨证属肝气郁结，气滞血瘀，冲任瘀阻，治疗首选苦辛芳香，理气通络，祛瘀散结之品，如香附、杭白菊、小茴香、路路通、莪术、土鳖虫等，并配伍皂角刺、穿山甲等锐利走散之物，使其直达输卵管粘连堵塞之病所，从而提高疗效。兼有郁久化热，湿热交阻时，酌选红藤、忍冬藤等药，加强消炎通闭之力，随着瘀阻松解，胞络复通，病机由实转虚，此时选用辛甘温补，血肉有情之品，如鹿角胶、阿胶、山茱萸等，并配伍紫石英、艾叶等以振奋阳气，助其气化，使全身气血和调，阴平阳秘，自不难摄精受孕。冲任的生理功能与卵巢、输卵管有某些相同之处，它与肾气、天癸、胞宫等共同组成"肾-天癸-冲任-胞宫"生殖轴，是联系和调节脏腑（尤其是肝肾），气血与胞宫之间的枢纽和通路。宣通冲任瘀滞客观上可以起到疏通输卵管粘连、堵塞的作用，补益冲任似有振奋卵巢，调整性激素分泌之功能，由此可见，通补冲任法亦可用于其他妇科疾病，只要在配伍用药和方剂加减上下功夫。

◆ 医案 5

典型病例： 王×，39 岁，女，农民，榆林市榆阳区人，2006 年 12 月 16 日初诊。患者结婚 14 年，继发性不孕 8 年，孕 1 产 1，为女孩，健在，13 岁。曾用节育环避孕 2 年，摘环后 8 年未孕，经期如常，5～6/26～28 天，量中等，色红夹紫黑色血块，伴小腹胀痛，平时大便溏薄，白带量少，舌淡苔白，脉弦细。妇科检查：宫颈后倾偏右，正常大小，双附件（-），子宫输卵管通液检查示双侧输卵管不通。基础体温呈双相曲线，其丈夫精液检查正常。

辨证： 瘀血内阻。

治则： 祛瘀通脉，解毒散结。

方药： 通任种子汤。组成：香附 9g，丹参 30g，赤芍、白芍、桃仁、红花各 9g，川芎 6g，当归、连翘各 12g，小茴香 6g，络石藤 9g，炙甘草 6g，穿山甲 3g，川牛膝 12g，王不留行、路路通各 12g。每日 1 剂，水煎服，连服 14 剂后停服 1 天，1 个月为一个疗程，连用 1～3 个疗程，经期停服。

患者于 2007 年 12 月 23 日足月顺产一男婴。

按语： 本方的宗旨是祛瘀通脉，方中丹参、桃仁、赤芍、红花、川牛膝活血祛瘀；香附、川芎、当归、白芍养血活血，理气调经；穿山甲、路路通、王不留行、络石藤活血通络；连翘与茴香一寒一热，解毒散结，理气止痛；炙甘草既可清热解毒又能调和诸药。全方气血并调，养血调经，寓于活血化瘀之中，共奏活血祛瘀、消炎止痛之效。本方不仅疏通输卵管的效果显著，而且配伍养血理气调经之品，有助于受孕。

继发性不孕症

◆ 医案 1

典型病例： 王××，女，38 岁，农民，榆林市榆阳区人，2008 年 7 月 15 日初诊。患者已婚 9 年，婚后曾产一女婴，娩后上节育环避孕 4 年多，现取环已有 2 年多，一直未能受孕，经多方治疗不效。2 年来，月经一直后错，40～50 天一次，经来 2 天即净，量少色淡，腰酸腿软，舌淡苔白，脉沉迟。

辨证： 肝肾亏虚，瘀血内停。

治则： 调补阴阳，补益肝肾，祛瘀生新。

方药： 柴胡 10g、白芍 15g、赤芍 12g、泽兰 12g、益母草 15g、鸡血藤 15g、怀牛膝 12g、刘寄奴 12g、苏木 12g、当归 15g、丹参 15g。

加减： 肾阳虚者，加淫羊藿 15g、鹿角霜 15g、菟丝子 15g。肾阴虚者，加女贞子 15g、墨旱莲 15g、枸杞子 15g。肾虚肝郁者，加川楝子 12g、制香附 12g、菟丝子 20g。

每次月经来潮即开始服药，每日 1 剂，连服 4 剂。月经来潮后的第 12 日天至第 15 天，每日 1 剂，再连服 4 剂，水煎，分早晚两次空腹温服。治疗 3 个月为一个疗程，有月经过期不潮，或后错无定期者，待月经周期满 30 天时，每天肌内注射黄体酮 10～20mg，连续注射 3 天，待月经来潮时，再用中药治疗，方法同上。

按语： 取环后不孕属继发性不孕症，其原因是多方面的，其中主要是子宫内膜组织由于长期受异物（金属环）的压迫和刺激，引起的局部黏膜组织僵硬或萎缩，影响受精卵着床所致。活血化瘀类中药可调节血液循环，改善子宫内膜营养状况，促进子宫内膜慢性炎症的吸收，加速陈旧子宫内膜的脱落，并能促进卵巢排卵功能的恢复，从而为孕育创造良好的条件。药物分别在月经期和排卵期服用，更有助于上述功能的发挥，这是活血化瘀法在治疗取环后不孕中能取得较好疗效的主要原因。

◆ **医案 2**

典型病例： 鲁××，女，32 岁，医生，榆林市神木人，2006 年 12 月 23 日初诊。患者已婚 4 年，曾人工流产两次，体重逐渐增加，月经 16 岁来潮，周期 2～3/25～28 天，末次月经 12 月 13 日，经前少腹隐痛作胀，曾服用"定坤丹""妇乐冲剂"及中药汤剂。子宫输卵管碘油造影检查提示：左侧输卵管间质部显影模糊。妇科检查：子宫前倾，较扁薄。近 2～3 个月以来，经间期有少量出血，偶尔有赤白带下，低热，多梦。诊其脉沉涩，舌边有齿痕，中裂纹。

辨证： 肝脾不和。

治则： 调和肝脾，消逐水血交结。

方药： 丹参 15～30g，当归、茯苓、川续断各 12g，熟地、白术各 6g，制水蛭 5g，制香附、赤白芍、泽泻各 9g。6 剂，水煎服，每日 1 剂。嘱患者暮服乌鸡白凤丸 1 粒。

加减： 瘀阻恶露不绝或输卵管不通，膜样痛经者，加蒲公英、五灵脂、炮山甲、制乳香、制没药，因势利导，行经期服 5～7 剂。肾虚宫寒，或卵巢功能低下，排卵期腹痛明显，月经量少者，去水蛭，加仙茅、淫羊藿、紫河车、巴戟天、鹿角片、菟丝子，排卵期前后连服 7～10 剂。排卵期出血伴赤白带下者，去水蛭、丹参，加蒲黄、炒阿胶珠、海螵蛸、茜草、金樱子、土茯苓易茯苓，排卵期连服 5～7 剂。痰湿内蕴，基础体温单相或营养过剩，身体丰腴，月经稀发闭经，性欲淡漠，腹壁脂膜增厚者，去水蛭，加生山楂、鸡内金、制半夏、苍术、桂枝、泽兰，黄体期

（月经滴 10 天之后）服 5～7 剂。肝郁脾虚，食欲不振，月经不调伴经前乳胀，少腹胀痛者，去水蛭，加郁金、柴胡、佛手、娑罗子、炒谷芽、炒麦芽，经前 4 天，连服 3～5 剂。服药方法：以上各方水煎温服，1 日两次，3 个月为一个疗程。

复诊： 6 剂后，排卵期出血停止。第二个月经周期时，基础体温单相，为黄体生成不足，身体丰腴。

方药： 当归、茯苓、丹参各 12g，生山楂 15g，赤白芍、苍白术、制半夏、香附、泽泻各 9g，鸡内金 10g，紫河车（研末吞服）、桂枝各 6g。10 剂。

守方两个月经周期，翌年 5 月 12 日复诊时患者已闭经 39 天，轻度泛恶，后生一子。

按语： 立复方当归芍药散加减，取当归、白芍养肝血以滋肾精；白术、茯苓扶中疏木；水蛭善趋下焦，以其食血之天性，最善走血分攻瘀浊；赤白芍同用，并走气血；以香附入气分调经血；续断、熟地补下焦，滋阴血；一味丹参功同四物，祛瘀生新；又协泽泻利水消瘀，而不伤正。诸药共用调和肝脾，消逐水血交结。流产后女性生殖道的局部损伤和炎症，可引起对精子抗原的免疫反应，产生抗精子抗体或其他抗体，导致继发性不孕，水蛭、丹参、赤芍、炮山甲、当归、茯苓、泽泻等具有活血化瘀之功，还能起到抑制抗体产生，消除不孕的免疫因子的作用。

◆ 医案 3

典型病例： 侯××，女，30 岁，教师，榆林市榆阳区人，2005 年 4 月 25 日初诊。患者婚后同居 6 年不孕，查男方精液常规正常，本人自 17 岁月经初潮，每次延后 15～20 天，甚者达 2 个月，量少，质稀，色暗，含少量血块，经行前后小腹冷痛重坠，舌淡苔白，脉沉紧。2005 年 2 月曾在某医院妇科做经来 6 小时子宫内膜活检，病理报告示：分泌期子宫内膜，腺体分泌欠佳。输卵管通气术结果示：基本通畅。腰痛酸楚，头晕乏力，胃纳可，宫颈光滑，宫体前倾，较正常小，活动可，双侧附件正常。

辨证： 脾肾阳虚，宫寒素瘀。

治则： 温补脾肾，佐以化瘀，调养气血。

方药： 乾坤定生丹加减。组成：熟地 20g、枸杞子 12g、淫羊藿 15g、当归15g、菟丝子12g、仙茅10g、紫石英15g、白术12g、补骨脂10g、茯神15g。煎取100ml，分三次温服，4小时一次，一般于经净后14天开始，坚持用药30天，隔日1剂。

加减： 经行延后1～2个月并伴剧烈痛经者，加桃仁10g、肉桂3～6g、五灵脂10g。偏气滞者，加柴胡10g、香附10g、路路通10g。偏血瘀者，加穿山甲9g、红花10g、泽兰6g。

二诊（6月10日）： 患者自述末次月经逾期4天（周期34天），持续5天，小腹冷痛消失，腰痛明显减轻，月经色由暗转红，量较往常增加，略稠带块，舌质转红。原方既效，宜再酌增温煦药，乾坤定生丹（前量）加车前子10g、蛇床子15g（纱布包），以期毓麟。

三诊（7月26日）： 患者5天来出现恶心呕逆，脘闷头沉，月经46天来潮，诊脉小弱微滑。嘱其暂不服药，半月后月经仍不来，进行妇科检查。8月10日妇科检查报告：子宫如妊娠60天大小。

按语： 乾坤定生丹治疗女子不孕，具有温补脾肾的作用。方中熟地、枸杞子、当归、菟丝子、淫羊藿、仙茅、补骨脂补益气血，助以增添肾气，白术、茯神、紫石英、补后天脾气，增添肾气，以达到摄精成孕的目的。在临床中应排除男方疾患，以防杂药乱投，损伤气血。

◆ **医案4**

典型病例： 安×，女，33岁，工人，榆林市榆阳区人，2005年1月3日初诊。患者结婚16年未孕，男方身体健康，检查精液正常，曾多方求医治疗无效。患者精神可，月经当日来潮，常感小腹寒冷，月经错后，色淡量少，性欲减退。舌淡，脉沉迟。

辨证： 宫寒不孕。

治则： 补肾助阳，温经散寒。

方药： 当归、川芎、附片、五灵脂、干姜、泽兰、淫羊藿各10g，赤芍15g，桂枝、补骨脂、菟丝子各20g，小茴香6g，蛇床子、肉桂各8g。从月经来潮第一天开始服药，每日1剂，水煎服早晚各一次，连服15天为一个疗程，一般治疗1～3个疗程。

加减： 月经错后，阴盛阳虚寒甚者加制附子10g。

按其方法治疗3个疗程，患者于3月中旬怀孕，12月底生一男孩，

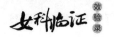

健康。

按语： 本法用补肾温散汤治疗宫寒不孕，方中当归、川芎、赤芍补血和血，配干姜、附子、肉桂、桂枝、小茴香、五灵脂温下元、通瘀脉，配伍泽兰、淫羊藿、补骨脂、菟丝子、蛇床子，补肾益气，益精承孕。

阴吹

◆ 医案

典型病例： 李×，女，35岁，榆林市榆阳区人，2010年5月9日初诊。患者阴道出气簌簌有声，有如矢气，少腹冷，白带多，无臭味。面色白，少泽，神疲乏力，舌淡红苔薄白，六脉细无力。

辨证： 素体阳虚，中气不足，提摄无力。

治则： 补中益气，温腹暖脾。

方药： 黄芪30g、白术10g、陈皮8g、柴胡3g、升麻3g、当归10g、炙甘草3g、酒车前10g、龙骨10g（先煎）、牡蛎10g（先煎）。3剂，水煎服，每日1剂。

复诊： 3剂后，患者精神好转，少腹觉冷，但不如前明显，原方加减续服。

方药： 黄芪30g、白术10g、陈皮8g、柴胡3g、升麻3g、当归10g、炙甘草3g、酒车前10g、龙骨10g（先煎）、牡蛎10g（先煎）、干姜10g。6剂，水煎服，每日1剂。

连服6剂，随访诸症除，病已愈。

按语：《金匮要略·妇人杂病脉证并治》曰："胃气下泄，阴吹而正喧，此谷气之实也。"阴吹病，因浊气下泄阴道所致。本例系脾气（阳）虚衰，升提无力，使得清气下陷，清浊相干，气从阴门而出所致，故治以补气温阳升阳，少佐收敛泄浊之品，使清气升，浊气降，以获痊愈。

32栏